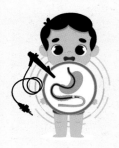

儿童食物过敏 相关性胃肠疾病

U0376234

儿童食物过敏
相关性胃肠疾病

谢咏梅 编著

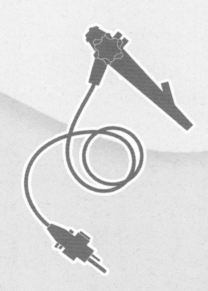

人民卫生出版社
·北京·

图书在版编目（CIP）数据

儿童食物过敏相关性胃肠疾病 / 谢咏梅编著.
北京 ：人民卫生出版社，2024. 7（2024. 10 重印）.
ISBN 978-7-117-36703-5

Ⅰ. R725.931

中国国家版本馆 CIP 数据核字第 2024C200B1 号

| 人卫智网 | www.ipmph.com | 医学教育、学术、考试、健康，购书智慧智能综合服务平台 |
| 人卫官网 | www.pmph.com | 人卫官方资讯发布平台 |

儿童食物过敏相关性胃肠疾病
Ertong Shiwu Guomin Xiangguanxing Weichang Jibing

编　　著：谢咏梅
出版发行：人民卫生出版社（中继线 010-59780011）
地　　址：北京市朝阳区潘家园南里 19 号
邮　　编：100021
E - mail：pmph @ pmph.com
购书热线：010-59787592　010-59787584　010-65264830
印　　刷：廊坊一二〇六印刷厂
经　　销：新华书店
开　　本：889×1194　1/32　印张：8
字　　数：173 千字
版　　次：2024 年 7 月第 1 版
印　　次：2024 年 10 月第 2 次印刷
标准书号：ISBN 978-7-117-36703-5
定　　价：68.00 元

打击盗版举报电话：010-59787491　E-mail：WQ @ pmph.com
质量问题联系电话：010-59787234　E-mail：zhiliang @ pmph.com
数字融合服务电话：4001118166　E-mail：zengzhi @ pmph.com

前言

　　随着我国经济快速发展、人民生活水平及家庭卫生条件得以显著改善,我国感染性疾病的发病率显著下降,如病毒性肠炎、细菌性胃肠炎、真菌性胃肠炎、胃肠道寄生虫感染等。但卫生条件及生活水平的改善,却伴随我国儿童食物过敏相关疾病发病率的显著升高,这与家庭环境的过度卫生化及饮食结构的变化有一定的关系。近十年,食物过敏相关性胃肠疾病在儿童消化科门诊就诊率显著上升。因既往我国儿童消化系统疾病以感染性疾病占主导地位,儿科医生普遍对感染性疾病认识较深入,但对近年逐渐高发的食物过敏相关性胃肠疾病缺乏认识与了解。我国既往的医学参考书中,对食物过敏相关性胃肠疾病也较少提及。这导致大量医学生及儿科临床医生对儿童食物过敏相关性胃肠疾病缺乏系统学习与认识。食物过敏相关性胃肠疾病因症状多样化、合并消化系统外症状、有特殊年龄分布特征、合并非特异性症状、饮食调整方案复杂等因素,即使是消化专科医生也需仔细甄别。对于非消化专科及普通儿科医生,若不经过系统学习与了解,要做到精准诊疗及合理饮食调整确有困难。

　　《儿童食物过敏相关性胃肠疾病》介绍了儿童食物过敏概念、常见儿童食物过敏相关疾病，并对食物过敏、食物免疫耐受、特殊饮食配方调整等方面内容，总结性呈现了近年的新进展与新理念。希望本书能为广大儿科医生及患儿家属提供系统的食物过敏相关疾病的知识，以助专科医生提高对食物过敏的认识与了解，也同时为食物过敏患儿及其家长提供详尽的饮食调整指导。本书出版之际，恳切希望广大读者在阅读过程中不吝赐教，欢迎发送邮件至邮箱 *renweifuer@pmph.com*，或扫描下方二维码，关注"人卫儿科学"，对我们的工作予以批评指正，以期再版修订时进一步完善，更好地为大家服务。

谢咏梅

2024 年 5 月

目 录

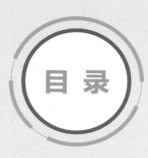

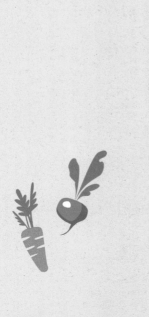

第一章

食物过敏

● 一、概述

食物过敏(food allergy，FA)是食物不良反应的一种，指一种或多种特定食物成分进入人体后，儿童的免疫系统对特定外来食物产生异常反应，使机体致敏。食物抗原再次反复进入机体后，导致机体对其产生异常免疫反应，引起生理功能紊乱和/或组织损伤，进而引发一系列的过敏临床症状。这些特定食物包括牛奶、鸡蛋、花生、小麦等。

随着社会发展及经济卫生条件改善，中国婴幼儿食物过敏发病率逐年上升，这可能与过度清洁学说有关。2020年，我国婴幼儿食物过敏发生率达到14.1%。我国的一项22种食物过敏患病率回顾性研究显示，家长问卷调查的阳性率为4%~21%，实验室检查(特异性 IgE)的阳性率为3%~37%，口服食物激发试验的阳性率为3%~8%。欧洲的一项学龄儿童食物过敏调查显示：家长自报的摄入食物后发生症状率为16%；医生诊断的食物过敏率为8.2%；皮肤点刺结果显示对9种核心食物过敏原之一阳性率为12%；而食物再激发试验阳性率仅为0.8%。过敏患儿家属主诉阳性率远远大于实际患病率的原因，可能与就医条件改善、家属过度焦虑等有关。

● 二、病因和发病机制

(一)影响婴儿发生食物过敏的因素

1. 遗传因素　父母一方有过敏性疾病的，子女食物过敏风险增加 40%；父母双方都有过敏性疾病的，子女患病率增加 80%。一项人群研究显示，经口服食物激发试验诊断为食物过敏的 1 岁内婴儿中，与没有过敏史的儿童相比，1 名直系亲属患有任何过敏性疾病者食物过敏风险增加 40%，有两名直系亲属有任何过敏性疾病者患病率增加 80%。种族、民族和其他人口统计特性也与食物过敏相关。西班牙裔、黑色人种、亚裔和男性患儿均与食物过敏的高风险相关联。

2. **特定基因与食物过敏易感性有关**　丝聚蛋白基因突变导致的功能丧失可使食物过敏风险增加 4 倍，并与花生过敏及过敏性皮炎有关，这提示皮肤是食物过敏潜在的致敏途径。*Filaggrin* 基因突变与丹麦人群对鸡蛋、牛奶、小麦和鱼类的过敏有关，并与牛奶特异性 IgE 阳性有关。*STAT6* 基因的多态性与牛奶过敏耐受年龄增加有关，与食物过敏和坚果过敏风险也有关。

3. **喂养方式**　母乳喂养具有减少外界抗原接触、促进肠道黏膜屏障成熟、抵御炎性反应的保护作用。相比母乳喂养，人工喂养的婴儿食物过敏风险更高。

4. **分娩方式**　剖宫产婴儿比顺产婴儿患过敏性疾病风险高 3 倍。与阴道分娩婴儿相比，剖宫产分娩婴儿（尤其是紧急剖宫产分娩婴儿）患喘息和食物过敏的风险更高。

5. **生活方式**　婴儿过早暴露于烟草、动物皮屑等环境中，会增加过敏性疾病的发生率。维生素 D 水平不足与食物过敏风险增加有关。婴儿期（4~6 个月后）食物多样性的增加，可能对食物敏感性及儿童后期食物过敏有保护作用。

（二）容易引发过敏的食物

引发过敏的食物品种多种多样，其中有 8 大类食物覆盖了 90% 的食物过敏原（图 1-1）。我国儿童以牛奶、鸡蛋及小麦过敏概率最高。而欧美人种花生过敏有较高的发生率。

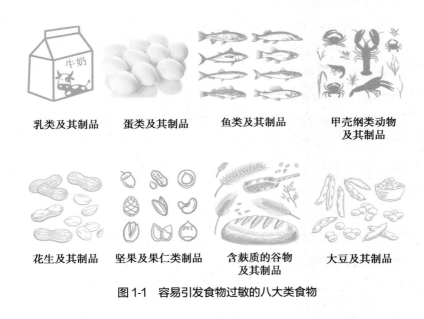

乳类及其制品　　蛋类及其制品　　　鱼类及其制品　　甲壳纲类动物
　　　　　　　　　　　　　　　　　　　　　　　　　　　　及其制品

花生及其制品　　坚果及果仁类制品　　含麸质的谷物　　大豆及其制品
　　　　　　　　　　　　　　　　　　　　及其制品

图 1-1　容易引发食物过敏的八大类食物

（三）发病机制

食物过敏根据免疫机制分为三大类：IgE（免疫球蛋白 E）介导、非 IgE 介导和混合介导（IgE/非 IgE）。

1. IgE 介导　单纯 IgE 介导的速发型食物过敏反应非常少见，但一旦发生，就有发生严重过敏性休克的风险。IgE 介导的过敏反应也称为速发型过敏变态反应。人体接触到过敏原（如食物等），免疫系统会产生过量的 IgE 抗体。当再次接触到食物过敏原时，过敏原与 IgE 抗体结合，并进一步结合到肥大细胞及嗜碱性粒细胞上，导致这些炎症细胞释放大量组胺和炎症化学递质，引发过敏症状。

　　2. 非 IgE 介导的食物过敏　包括 IgG 介导型、IgM 介导型、免疫复合物型及 T 细胞介导型等。大多数食物过敏反应是由非 IgE 介导或混合介导。可分为以下两类：

　　（1）Ⅲ型变态反应：主要由 IgG 介导。机体免疫系统把进入人体的某种或多种食物当成有害物质，产生针对食物的特异性 IgG。IgG 与食物抗原结合形成免疫复合物（immune complex，IC）。IC 沉积在毛细血管基底膜部位，直接促使血小板释放组胺等炎性介质，并激活补体，促使肥大细胞、嗜酸性粒细胞和血小板活化，释放组胺等炎性介质；可引起所有组织（包括血管）发生炎性反应，并表现为全身各系统症状与疾病；可溶性抗原抗体复合物，也可沉积于毛细血管基底膜的细胞间隙中，引起组织损伤（图 1-2）。

　　（2）Ⅳ型变态反应：主要为 T 细胞介导。效应 T 细胞与相应食物抗原作用后，引起以单核细胞浸润和组织细胞损伤为主要特征的炎症反应。T 细胞活化后介导细胞毒性作用，释放细胞因子、趋化因子，并诱导嗜酸性粒细胞向组织浸润。此类反应属于迟发型变态反应，发生较慢，通常在机体再次接受抗原刺激后 24~72 小时才出现炎症反应（图 1-2）。三种类型食物过敏的比较，见表 1-1。

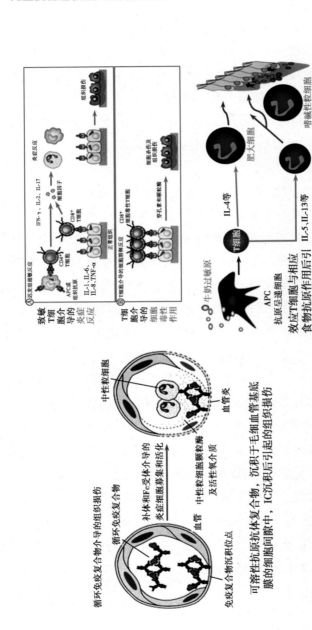

图1-2 非IgE介导的食物过敏发病机制（Ⅲ型及Ⅳ型变态反应）

表1-1 食物过敏类型

免疫机制	发病机制	发病时间	诊断方法	诊断标准	胃肠病类型	治疗原则
IgE介导（速发型）	IgE介导 皮肤、呼吸道和消化道受累	摄入食物后数分钟至2小时	血清IgE抗体 食物皮肤点刺		严重胃肠道过敏症 口腔过敏综合征	饮食回避 过敏急救处理
非IgE介导（迟发型）	非IgE介导 IgG介导 大多表现为胃肠道症状	摄入食物数小时或数天后发生	食物特异性IgG 组织活检	金标准:双盲安慰剂对照激发试验 开放性食物激发试验	食物蛋白诱导的胃十二指肠炎/小肠结肠炎综合征/直肠结肠炎或胃肠病、乳糜泻	饮食回避 孟鲁斯特钠抗过敏 药激素等
IgE与非IgE混合介导（速发/迟发）	由免疫球蛋白IgE及IgG介导,皮肤、呼吸道和消化道受累	摄入食物数小时或数天后发生	特异性IgG及IgE、组织活检及血中嗜酸性粒细胞增高		嗜酸细胞性胃肠炎 淋巴细胞性胃肠炎 早发性炎症性肠病	饮食回避 激素治疗 生物制剂等

三、临床特征

(一) 食物过敏常见症状

食物过敏常见症状包括腹泻、消化道出血、便秘、呕吐、反流、易激惹、腹痛、腹胀、喂养困难、拒食、生长发育障碍等。

1. 消化道症状　婴儿期食物过敏的消化道症状以腹泻及消化道出血最为多见。部分小婴儿伴有呕吐、溢奶、反奶等胃食管反流情况。而年长儿童后期可逐渐过渡为顽固性便秘。

2. 皮肤症状　婴儿期以湿疹最为多见,后期皮疹形态可发生改变,部分患儿表现为慢性湿疹、特应性皮炎、慢性荨麻疹、风团样皮疹、红斑及虫咬皮炎过度反应等。

3. 呼吸道症状　过敏性鼻炎与婴儿期食物过敏有明确相关性。婴儿期食物过敏且湿疹严重的婴儿,后期发生过敏性鼻炎的概率大为增高。部分患儿可发展为喘息、支气管哮喘及咳嗽变异性哮喘。

4. 其他非特异性症状　食物过敏患儿常有易激惹、腹痛、腹胀、夜吵、好哭吵等非特异性症状。家属常表述喂养困难,患儿常拒食及食欲差、生长发育障碍及发育滞后。食物过敏的临床症状特征总结见表 1-2。

(二) 非 IgE 介导的食物过敏特征

非 IgE 介导的食物过敏是婴幼儿食物过敏最常见的类型。因过敏症状发生缓慢,临床症状多样,容易误诊。其临床特征为:

1. 非 IgE 介导　主要由 IgG 介导、T 细胞介导及嗜酸性

表1-2 食物过敏常见症状

消化道	呼吸道	皮肤	全身症状
恶心、呕吐、溢奶、反流	过敏性鼻炎、打喷嚏、流清水鼻涕	湿疹（婴儿期）	继发肠道感染、脓毒败血症、重症感染
腹泻、黏液便/稀水便、血便	口腔过敏、喉头水肿	接触性皮炎、血管性水肿	坏死性小肠结肠炎的类似症状
肠绞痛、非特异性腹痛	咳嗽变异性哮喘	慢性湿疹、苔藓样变、鱼鳞样变	休克、代谢性酸中毒
腹胀、便秘、不全性假性肠梗阻、排便困难	喘息、支气管哮喘	皮肤划痕症、季节性皮疹/瘙痒症	营养不良、贫血
拒奶、喂养困难、体重落后、生长发育不良	肺含铁血黄素沉着症	慢性/运动诱发性荨麻疹、多形性红斑、紫癜样皮疹	蛋白丢失、生长发育滞后

粒细胞参与。

2. 迟发型反应 过敏反应发生缓慢，摄入致敏食物后数小时或数天后才发生症状，故不易确定食物与症状之间的时间相关性。

3. 消化道症状为主导 非IgE介导的食物过敏以消化道反应为主导症状，皮肤及呼吸道症状相对较轻微或隐匿。而IgE介导的速发型过敏反应则以皮肤及呼吸道症状较为显著，表现为急性突发哮喘、喉头水肿、速发性皮疹等。

4. 缺乏特异性的检测方法 在非IgE介导的食物过敏患儿中，血清sIgE检测及皮肤点刺实验往往呈阴性，IgG抗体阳性仅代表抗原暴露及抗原阻断,缺乏特异性实验室指标,导致诊断困难。

5. 组织活检是重要诊断依据 儿童洗肠及内镜操作配合度极差,且家属对侵袭性胃肠镜操作及全身麻醉存在诸多顾虑,因此小婴儿胃肠内镜及组织活检开展受到严重限制。

6. 诊断的金标准 是双盲安慰剂对照食物激发试验,但在小婴儿中开展受限,且有一定风险。即使在医护监测下,小婴儿临床症状观察都有一定困难,需要仔细观察鉴别食物与症状之间的相关性。

7. 非特异性症状多 非 IgE 介导的食物过敏症状常为非特异性,如哭吵、喂养困难、夜吵、拒食,且患儿不能主观表述自身不适。不管是儿科医生还是家属,均对之缺乏足够认识,尤其对危重症小婴儿临床鉴别更难,极易漏诊和误诊。

(三) 食物过敏进程的特征

牛奶蛋白过敏是婴儿期最常见的食物过敏,部分患儿症状持续至 1 岁以上。约 50% 的患儿在 1~2 岁能获得耐受,3~4 岁时 80% 的患儿能逐渐耐受过敏食物。但有 10% 的患儿在 6 岁以后仍存在食物过敏症状。如果儿童期长期食物过敏而不能耐受,继发营养不良较为常见,且在学龄期发生其他过敏性疾病的概率也会大大增加。如过敏性鼻炎的发生概率是正常儿童的 4.7 倍,过敏性哮喘是正常儿童的 10.6 倍。食物过敏症状演归及进程,见图 1-3。

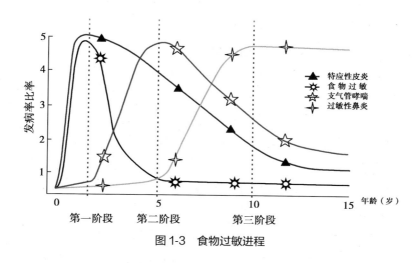

图 1-3　食物过敏进程

● 四、辅助检查

(一)实验室检查

1. **血液检查**　IgE 介导、非 IgE 介导及混合介导的食物过敏,部分患儿可发现嗜酸性粒细胞升高,且嗜酸性粒细胞升高在牛奶蛋白过敏婴儿的很早期就常有发现,甚至早于食物特异性 IgE 抗体产生。血小板升高在食物过敏患儿中也较为常见。部分患儿可查到乳糜泻特异性抗体,一些自身抗体弱阳性。

2. **血清特异性 IgE 抗体及 IgG 抗体检测**　血浆总 IgE 绝对值的升高可见于 IgE 介导及混合介导的患儿。部分患儿可同时合并 IgA 及 IgG 的升高,但较为少见。

(1)食物特异性 IgE 抗体(sIgE):特种类型的 sIgE 升高及强阳性,有助于该类食物过敏的诊断,但并非绝对。因特异性

sIgE 抗体产生较晚,一般生后 6 个月才开始慢慢产生,因此小婴儿阴性者不能根据阴性结果而排除食物过敏。因 sIgE 水平与抗原暴露强度呈正相关,部分患儿规避致敏饮食后 sIgE 会下降,但再次接触致敏原,仍有可能发生严重过敏反应。因此,sIgE 的绝对值高低,不一定与致敏严重度呈正比。且非 IgE 介导的食物过敏患儿,sIgE 水平通常并不高。但总体而言,sIgE 高值者较之低值者有更高的食物过敏风险。当临床症状不能确定食物过敏品种时,sIgE 检测对于明确过敏食物品种及指导饮食规避,有着重要临床价值。

（2）食物特异性 IgG 抗体:因历史原因,此抗体在医院临床常被称为"食物不耐受检测",实际上这一沿用至今的名称是错误的,导致很多医生及家属对食物不耐受和食物过敏产生混淆。食物不耐受是指对摄入食物或食物添加剂的异常生理反应,包括代谢性、毒性反应、药理学损伤、物理化学刺激、不明机制等反应,为非免疫介导的机体不适与损伤。而食物特异性 IgG 抗体是食物与机体免疫接触后产生的抗体,是免疫介导机制。实际上,任何食物蛋白成分进入人体后都会诱导机体产生特异性 IgG,其仅代表机体长期暴露于该食物成分。因此,食物特异性 IgG 抗体阳性在正常人群中是普遍现象。特异性 IgG 是食物致敏阻断途径中产生的信号抗体。特异性 IgG 抗体阳性,并非代表食物致敏,而是代表有食物抗原接触及暴露,并且机体在该抗原环节上有阻断致敏行为。该环节上是否最终出现过敏反应,须密切结合临床症状及食物再激发试验。低滴度的特异性 IgG 抗体在正常人群中较为普遍,因而不能仅根据特异性 IgG 抗体阳性,就轻易嘱患儿过多规避饮食。尽管国内外指南均强调,不能根据食物特异性 IgG 抗体阳性而诊断食物过敏,但临床上仍发现,高滴度的单项特异性 IgG 抗体阳性及多项强阳性者,与临床过敏风险之间具有一定的吻合度。需注意的是,低滴度的 IgG 抗体阳性,不能作为该项食物过敏的诊断依据。

3. 食物激发试验

（1）双盲安慰剂对照食物激发试验（oral food challenge, OFC）:对于无法通过临床信息准确判断某种食物过敏的患儿,OFC 是食物过敏诊断的金标准。方法是使用单一的疑诊过敏的食物致敏原,由极低剂量口服后,逐渐增加致敏原剂量,并观察是否有过敏症状再现,关键需要明确是否与既往怀疑过敏的症状完全相同,即相同症状再现。一般 IgE 介导的速发型严重过敏反应多数在 24 小时内出现,因此第一个 24 小时是医护监控的重点时期。因食物再激发试验有诱发严重过敏反应的风险,对于 IgE 水平较高的患儿,需在医护监控下并备好过敏急救措施,再进行激发试验。24 小时内若没有出现严重过敏症状,则可嘱患儿回家继续口服该食物抗原,并观察症状。迟发型的过敏反应一般会在 2 周内再现。因此,第一个 24 小时是症状观察重点时间,后续需继续观察至少 2 周。进行再激发试验时,需注意引入食物致敏原需为单一因素,不能多个因素同时引入,以免造成结果误判。如怀疑牛奶蛋白过敏的婴儿,做牛奶蛋白再激发试验时,需使用去乳糖的腹泻奶粉,以排除乳糖不耐受导致腹泻的可能。双盲安慰剂对照 OFC 尽管是诊断的金标准,但临床上很难严格执行双盲对照,操作执行困难,不可广泛开展。所以多数时候临床上使用的是开放性 OFC。

（2）开放性食物激发试验：是临床应用最广泛的再激发试验。除食物再激发试验外，呼吸科和耳鼻喉科对于哮喘、过敏性鼻炎、过敏性结膜炎患者，也有对应的呼吸道再激发试验、鼻黏膜再激发试验、结膜再激发试验，其再激发原理及观察原则均相同，均有诱发严重过敏的风险。所以在进行再激发试验前，对患儿过敏风险的评估尤为重要。对于过敏症状重、速发型过敏反应、IgE 水平很高的患儿，务必充分评估风险，并收入院在医护严密监控下、备好过敏急救药品后进行试验。因严重速发型过敏反应患儿占比并不高，绝大多数患儿是慢反应性的、轻中度过敏反应，所以经医生门诊风险评估后，绝大多数患儿可在家中自行完成食物再激发试验。以牛奶蛋白激发为例，流程如下：添加去乳糖的腹泻奶粉 0.3ml 滴舌→10 分钟后口服 1ml→10 分钟后口服 3ml→10 分钟后口服 5ml→10 分钟后口服 10ml→10 分钟后口服 30ml，以此类推，直至当日晚餐全量引入牛乳，并观察症状 24 小时，若 24 小时为阴性反应，则继续每日引入牛奶，继续观察 2 周。

4. 皮肤点刺试验（skin prick test，SPT）　是将微量过敏原通过点刺进入皮肤，机制是过敏原和皮肤内的效应细胞如肥大细胞、嗜碱性粒细胞、嗜酸性粒细胞等结合，诱导脱颗粒反应，释放组胺等炎症因子，在皮肤表面产生风团或红斑。因风团或红斑只在点刺的局部产生，可以同时检测多个过敏原。SPT是常用的诊断 I 型过敏反应的试验，特异性 IgE 和 SPT 的相关性可以达到 80%~95%。在过敏性鼻炎、过敏性皮炎、哮喘、风疹等呼吸道及皮肤过敏诊断中经常用到，对于过敏性休克、食物过敏及药物过敏的诊断也有所应用。SPT 对于 IgE 介导的食物过敏较为敏感,但对慢反应性的非 IgE 介导及混合介导的食物过敏,敏感性则较低,常呈阴性。同时,检测结果会受服用抗组胺、抗过敏、抗抑郁类药物的影响,因此应在试验前停止服用抗过敏药。

5. 斑贴试验(patch test,APT) 其机制是在病患皮肤持续斑贴接触致敏原,观察皮肤反应,了解过敏情况。APT 是诊断慢反应性Ⅳ型变态反应的标准方法。斑贴试验因接触致敏时间持续较长,对于慢反应性过敏较为敏感。APT 可在初期呈阴性,试验后期 10~20 天时斑贴部位才出现迟发性阳性反应,且阳性反应可以持续数周。在检查前,家长需告知医生患儿正在使用的抗过敏药等影响因素,以免影响检查结果。APT 时需保持斑贴部位封闭 2 天或更长时间,期间应注意避免洗澡、大汗等导致斑贴脱离,还应避免日照、局部应用糖皮质激素等情况,以免影响检查结果。

6. 粪便检查 食物过敏患儿因常合并便血及腹泻,大便常能查到红细胞及少量白细胞,隐血持续阳性者可能出现继发性贫血。因肠黏膜免疫损伤,也容易继发肠道感染。继发感染时,大便常规检查可见黏液、吞噬细胞及脓细胞,可培养出致病菌。

(二)影像学检查

1. X 线钡剂造影检查 严重呕吐、溢奶的婴儿,上消化道造影检查可显示严重的胃食管反流。部分患儿伴有贲门及幽门张力异常。

2. CT、MRI 及多普勒彩色超声等检查 均为食物过敏诊断过程中,为排除其他消化道疾病而进行的检查。如 B 超检查排除有无幽门肥厚性梗阻,CT检查排除有无坏死性小肠结肠炎等。

3. 胃肠镜检查 胃肠镜检查可发现广泛弥散的黏膜损伤,以表浅的糜烂病灶为主,可伴有淋巴滤泡增生性改变,沿着淋巴滤泡周围呈钱币状糜烂充血灶。深在的溃疡性病变在食物过敏中相对少见。

(三)病理活检

非IgE介导的食物过敏组织活检中,嗜酸性粒细胞浸润程度是较为重要的评判指标,若达到以下浸润标准,需考虑诊断嗜酸细胞性消化道疾病:

1. 嗜酸细胞性食管炎(eosinophilic esophagitis,EoE)病理活检计数≥15~20个Eos/HFP,60%患者有食管受累。

2. 嗜酸细胞性胃肠炎(eosinophilic gastroenteritis,EG) 病理活检计数≥20~50个Eos/HFP,52%患者有胃部受累,79%为近端小肠受累。

3. 嗜酸细胞性直肠结肠炎(eosinophilic proctocolitis,EoP) 病理活检计数≥50个Eos/HFP,<6个月的婴幼儿多为结肠受累,属于过敏性结肠炎的类型之一。

五、诊断与鉴别诊断

(一)诊断标准

食物过敏诊断首先是一个排他性过程,需要在排除感染、器质性疾病后,方可考虑食物过敏。

1. 食物过敏诊断的金标准 双盲安慰剂对照激发试验及开放性食物激发试验是食物过敏诊断的金标准。但并非每个患儿均需进行食物再继发试验。多数患儿经过临床详细问诊及查体，即可临床诊断食物过敏，但对于临床鉴别困难的儿童，则需要进行食物再继发试验协助诊断。

2. 食物过敏的临床诊断 对于疑诊食物过敏的儿童，临床上需详细询问膳食史和过敏史、饮食日记情况、过敏皮疹病史、呼吸道过敏病史、家族过敏史，明确食物过敏与消化道症状之间的关系，并对症状轻重进行评估。儿童接触某种特定食物后，会出现相同的消化道、皮肤及呼吸道症状，且症状具有高度类同性、时间吻合性，撤掉该类食物后症状会消退，即自动再激发试验阳性者，即可临床诊断特定食物过敏。

3. 食物过敏的实验室诊断 体外特异性 IgE 检测结果与食物过敏品种有较强相关性，但并非绝对，特异性 IgE 强阳性对食物过敏有强烈提示。对于弱阳性项目，必须要看接触此类食物后有无相应的临床症状，不能仅靠检测结果阳性就轻易判读为过敏，这会导致过度的饮食规避，而影响患儿营养状况及生活自由度。体外特异性 IgG 检测结果阳性仅能代表抗原接触，以及曾经发生过免疫阻断，是否有现症食物过敏反应，必须密切结合临床。特异性 IgG 弱阳性与临床过敏相关度不高，但强阳性与临床有一定匹配度，需密切结合临床症状判断，必要时可结合食物再激发试验协助诊断。

（二）鉴别诊断

1. 食物过敏相关消化道疾病 食物过敏相关消化道

疾病是指食物过敏引起消化道黏膜损伤,以消化道症状为主要表现的一类疾病,大多数由非 IgE 介导或混合介导。目前已较为肯定的消化道疾病,包括口腔过敏综合征(oral allergy syndrome,OAS)、食物蛋白诱导的小肠结肠炎综合征(food protein-induced enterocolitis syndrome,FPIES)、食物蛋白诱导的直肠结肠炎(food protein-induced proctocolitis,FPIP)、食物蛋白诱导的肠病(food protein-induced enteropathy,FPIE)、嗜酸细胞性食管炎(eosinophilic esophagitis,EoE)、嗜酸细胞性胃肠炎(eosinophilic gastroenteritis,EG)及乳糜泻等。

2. 与食物过敏相关的消化系统外疾病 食物过敏相关疾病不仅局限于消化道,还有很多消化系统外症状,如注意缺陷多动障碍、孤独症谱系障碍、过敏性鼻炎、支气管哮喘、腹型偏头痛等。注意缺陷多动障碍、孤独症谱系障碍与食物过敏之间的明确相关性,近年受到儿科医生的重视,部分患儿在规避可疑过敏食物后,症状得到明显改善。

六、治疗

(一)饮食规避与调整

儿童尤其是小婴儿,食物过敏的最主要治疗方式并非是药物治疗,而是饮食调整及食物规避,规避可疑过敏饮食,饮食管理及营养管理是核心。绝大多数患儿经过饮食调整与规避,度过消化道发育不健全时期,能在 3~5 岁后逐渐耐受曾经过敏的食物。因此,儿童食物过敏的总体预后相对较好。

1. 降低食物致敏性　过敏原明确时,可采用加热或消化酶处理方法,减轻或降低食物致敏性。

2. 限制性及回避性饮食疗法　过敏原不明确时,可采用短期限制性饮食疗法,规避可疑过敏食物,并观察临床症状改善情况。多数患儿在规避致敏食物超过 6 个月后,再引入此类食物,可诱导食物免疫耐受,极少部分患儿会终身对某种食物过敏,需要终身规避该种食物过敏原。

3. 牛奶蛋白过敏　因奶制品是婴儿期唯一的主食,牛奶蛋白过敏婴儿除规避牛奶制品外,需要采用特殊配方奶粉替代治疗,其饮食调整方法详见第三章牛奶蛋白过敏的内容。

4. 母乳喂养婴儿的饮食调整　纯母乳喂养婴儿发生食物过敏时,原则是应在母乳规避饮食后,尽量保留母乳。乳母摄入食物后,会经过母体消化系统分解及母体内降解过程,食物抗原会被降解为低分子肽段,因此母乳中的食物抗原成分是被部分降解的,这一系列食物蛋白在母体内降解的过程被称为乳母的食物蛋白水解系统。因此,母乳中的食物抗原成分相当于部分降解级别,这也是为什么纯母乳喂养的婴儿发生食物过敏的风险会大大降低的原因。对于纯母乳喂养仍发生食物过敏的婴儿,可根据具体病情,采用以下治疗方式:

(1)升阶疗法:对于母乳喂养婴儿,若医生临床评判为轻症、低风险食物过敏的可采用升阶疗法,即根据患儿症状或实验室特异性抗体检测结果,推测出患儿可疑的致敏食物品种,让乳母针对性地规避相应食物后,观察临床症状缓解情况。对于不能明确具体致敏食物品种的患儿,可经验性嘱乳母规避鸡蛋、牛奶、小麦 3 大类中国人群最易致敏的食物,若规避无效,则母亲进一步严格规避最常见的 8 大类致敏食物(见图 1-1),进一步观察临床症状。此即乳母规避饮食品种逐级升阶疗法。若母亲已严格规避 8 大类饮食,患儿过敏症状仍严重,则有停母乳更换氨基酸奶粉的指征。

(2)降阶疗法:对纯母乳喂养婴儿,有明显的食物过敏症状者,如重症腹泻、便血,提示婴儿重症食物过敏风险极高。此类婴儿应首先推荐最高级别的要素饮食,即氨基酸奶粉喂养以诱导缓解,深度水解奶粉不作为首选推荐。如果出现以下任意一种情况,建议暂停母乳,改为氨基酸配方喂养:①患儿有重症慢性腹泻、大量便血、重症湿疹、重症喘息、严重营养不良的报警症状,应停止母乳,改为氨基酸奶粉喂养诱导缓解;②尽管乳母饮食规避,但患儿症状持续存在且症状严重;③乳母饮食规避导致自身体重显著减轻,且严重影响乳母健康,或乳母极度焦虑无法应对心理负担;④患儿生长迟缓和严重营养缺乏。

(3)降阶疗法后,母乳再引入方法:很多严重食物过敏的纯母乳喂养婴儿,在氨基酸奶粉使用 2 周至 1 个月后,若临床症状完全缓解,胃肠道损伤修复,肠道黏膜屏障及菌群修复重建后,是有很大机会能再接受母乳的。因母亲摄入的食物蛋白最晚在 2 周内能从乳汁中检测到。因此对于氨基酸奶粉诱导缓解后的婴儿,进行母乳再引入前,母亲需规避特定饮食或 8 大类易致敏食物至少 1~2 周以上方能尝试母乳再引入。母乳再引入的方法与食物再激发试验的方法相同,逐渐加量并观察临床症状。重症高风险患儿需要入院观察进行母乳再引入。进行母乳再引入前,需确认母亲已严格规避饮食 1~2 周,患儿近期无疾病干扰、无疫苗接种干扰、无添加新品种食物、无更换辅食品种等,以尽量提高母乳再引入的成功概率。对于第一次母乳再引入失败的患儿,需寻找失败原因,再次修复消化道黏膜屏障,并根据母亲意愿与工作安排,择期再尝试第二次母乳再引入。对于母乳分泌量充足、母乳质量良好的婴儿,应尽量创造条件,至少尝试进行两次母乳再引入。对于再引入母乳成功的患儿,若母乳量分泌不足,不足部分务必以氨基酸奶粉作为补足,奶粉级别不可轻易降档,氨基酸奶粉使用时间建议至少3~6个月,或至患儿半岁至1岁以后,黏膜屏障功能发育相对健全后,再降档特殊配方奶粉的级别,否则有导致症状再发的风险。

5. **要素饮食** 要素饮食即食物类型无任何致敏性,氨基酸奶粉即为要素饮食。深度水解奶粉为半要素饮食。对于重度牛奶蛋白过敏的婴儿、或多种食物过敏的重症婴儿及年长儿,必要时可采用全氨基酸饮食或半要素饮食诱导缓解(详见第三章牛奶蛋白过敏的内容)。诱导缓解后2个月,再重新尝试进行其他食物再引入。

6. **辅食添加原则** 对于已经发生严重过敏症状的食物品种,建议患儿对应性规避6个月后,再尝试进行此类致敏食物的再引入。对于有食物过敏高风险或疑诊食物过敏,但症状轻微且诊断不明确的患儿,不应过度地规避高过敏风险食物,应尽量保证饮食多样化,以协助诱导食物免疫耐受(详见第二章食物口服免疫耐受与辅食添加新策略的内容)。

(二)药物治疗

对于饮食规避无效的患儿及重症食物过敏患儿,必要时需给予相应药物治疗。

1. 对症治疗　对于严重腹泻、便血及继发肠道感染的重症患儿,需给予止泻、抗感染、纠正凝血功能、促进肠道黏膜修复等支持对症治疗。需根据患儿具体的临床症状相应处理。

2. 抗过敏药物　抗过敏药物在食物过敏治疗中仅是辅助性用药,不能替代饮食规避及饮食调整。对于重症湿疹、速发性过敏反应、速发性皮疹、过敏性鼻炎的患儿,可给予对应的抗过敏药辅助治疗。总体而言,抗过敏药的药效力度低于激素类药物及单抗制剂。对于中重度过敏患儿,建议不同种类的抗过敏药联合应用,但原则是不同机制药物可联用,相同机制类药物尽量不联用。对于重症儿童,必要时抗过敏药剂量可加量使用。

（1）抗组胺药:抗组胺药是组胺受体拮抗剂。组胺 H_1 受体拮抗剂分为三代:①第一代:包括赛庚啶、马来酸氯苯那敏、异丙嗪、苯海拉明、氯苯那敏等,此类药物因能透过血脑屏障,而有较强的中枢镇静作用,会导致患儿过度睡眠。但对于食物过敏导致睡眠障碍的患儿,可作为夜间控制症状首选。赛庚啶不光有抗组胺作用,还有抗 5-羟色胺作用,因此兼有脑-肠轴调节、改善内脏感知、增强食欲作用,对于有轻症食物过敏且合并功能性胃肠病的患儿,夜间使用有较好疗效。②第二代:包括西替利嗪、氯雷他定等,此类药物不透过血脑屏障,因此中枢镇静作用弱或无,且半衰期长,每日仅需单次或 2 次服药,服药方便。对于学龄期儿童不会因嗜睡而影响白天学习,可作为白天控制症状的首选药物。但因此类药物不透过血脑屏障,对脑-肠轴调节及内脏中枢感知无调节作用,也无夜间睡眠改善作用。③第三代:包括地氯雷他定、左西替利嗪等,此类药物是第二代抗组胺药经肝肾代谢后体内的直接活性产物,因此较第二代有更高的抗过敏活性,目前已有取代第二代药物的趋势。

(2)孟鲁司特钠:作为一种选择性、竞争性结合白三烯的受体拮抗剂,可阻断 CYS-LT1(半胱氨酰白三烯受体 1)介导的白三烯 D4 作用(如血管通透性增加、平滑肌收缩及炎症趋化),从而达到治疗目的。孟鲁司特钠作为哮喘及过敏性鼻炎的常用药物,其对食物过敏同样有一定辅助治疗作用,可以联合抗组胺药协同使用。

(3)酮替芬:是 H_1 受体拮抗剂及肥大细胞稳定剂,可改善症状,减少组织中嗜酸性粒细胞的浸润。酮替芬可用于儿童食物过敏的辅助治疗,对于肥大细胞参与的速发性食物过敏,有预防严重过敏症状突发的作用。但 3 岁以下儿童不建议服用,3 岁以上儿童每日用量 0.03mg/kg,睡前服用。

(4)色甘酸二钠(色甘酸钠):系肥大细胞膜稳定剂,可抑制肥大细胞脱颗粒反应,防止组胺、慢反应物质和缓激肽等介质的释放,而发挥抗过敏作用。儿童饭前口服 100mg,每日 4 次[最大 40mg/(kg·d)],控制症状后可以减少剂量。色苷酸钠一般不作为单一用药,多与其他药物联合应用。

3. 糖皮质激素治疗 对于重症食物过敏患儿,如食物蛋白诱导的小肠结肠炎、乳糜泻、蛋白丢失性肠病等,在饮食规避无效的情况下,可用激素治疗。对于症状局限于消化道内的患儿可首选布地奈德混悬剂口服。布地奈德仅作用于消化道黏膜局部,不吸收入血,因此全身副作用小,是首选药物。对于有全身症状及消化道系统外症状的患儿,可选择泼尼龙及甲泼尼龙 1mg/(kg·d)治疗,可根据患儿临床症状调整剂量。重症急诊患儿必要时可采用大剂量激素冲击治疗,甲泼尼龙 10~30mg/(kg·d),症状缓解后减量。

4. **免疫抑制剂治疗** 一般作为重症患儿激素治疗诱导缓解后的序贯用药,可选择巯嘌呤、硫唑嘌呤、甲氨蝶呤等序贯治疗。

5. **单抗制剂治疗** 对于重症食物蛋白过敏,并疑诊出生免疫错误、极早发炎症性肠病等重症儿童,可选择 TNF-α 单抗制剂及 IL-6 单抗制剂等治疗。但此类患儿需警惕食物过敏仅是合并症,需明确有无免疫缺陷、出生免疫错误、其他自身免疫性疾病、特殊病原体感染等因素。

(三) 营养监测

1. **患儿的营养监测** 对于食物过敏患儿,务必严密监测营养状态和生长发育状况。食物过敏导致的胃肠损害、过度的饮食规避、对生活自由度过度的限制、特殊配方奶粉口感苦涩、对单一食物失去乐趣等,均可导致患儿继发性营养不良,因此,对于食物过敏患儿需要在儿童保健科及消化科密切随访,监测生长发育情况。应根据患儿具体生活状况,制订个体化饮食规避方案。必要时可适当添加口感调节剂,如添加少量葡萄糖调节氨基酸奶粉的苦涩口感,或必要时可考虑提前降档水解奶粉级别。不能因为疾病治疗需要,而过度机械化地强行按治疗原则进行,导致患儿生活自由度严重限制,致使食欲严重降低。饮食限制与规避的原则:允许极低水平的食物过敏症状发生,以达到最大的生活自由度及营养保证。同时患儿还需注意各种营养素的补充,如维生素 A、维生素 D、维生素 E,以及锌剂和铁剂的补充等。

2. 乳母的营养监测　对于母乳喂养的食物过敏婴儿,因母亲需严格规避饮食,常导致乳母食欲下降、营养状况下降、母乳质量下降。因此,乳母的营养监测同样重要。存在下列情况者,不必强求坚持母乳喂养:①因严格饮食规避已严重影响母亲生活质量及营养状况;②母亲有强烈的工作需求,而难以坚持母乳喂养;③母亲因患儿疾病及饮食规避,导致严重产后焦虑及精神心理压力;④母乳质量因饮食规避而严重下降,母乳清稀,导致婴儿营养障碍;⑤婴儿因口感挑剔仅吃母乳,拒绝特殊配方奶粉补足,且母乳量已极少,难以维系婴儿营养需求。

七、预后

食物过敏是儿童期的高发疾病,其病因是因为婴儿免疫系统功能尚未发育健全、消化道黏膜屏障尚未发育健全、食物蛋白初始接触尚未免疫适应等,就如同婴儿首次见到陌生人会哭闹一样,当反复多次接触并适应社会环境后,便不会再有过激反应。绝大多数食物过敏患儿在进入学龄前期后,症状会得到明显缓解。多数患儿10岁前能完全获得食物免疫耐受。仅极少数患儿症状会持续至成年期,此类过敏症状容易持续终身,并逐渐转化为慢性便秘、过敏性鼻炎、哮喘、抽动障碍等不典型症状。

八、诊疗流程图

食物过敏诊疗流程,见图 1-4。

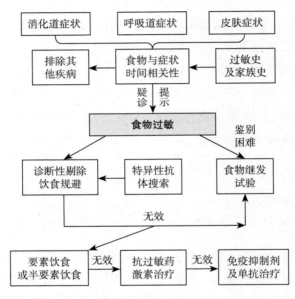

图 1-4　食物过敏诊疗流程

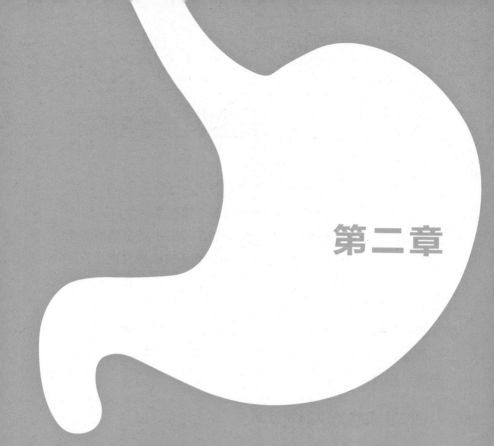

第二章

食物口服免疫
耐受与辅食添
加新策略

一、食物免疫耐受

（一）食物免疫耐受的概念

机体针对非自我抗原，免疫系统会感知病原信号（PAMP）及异种抗原信号，启动免疫激活和免疫清除机制，产生强烈的炎症及排异反应。这种免疫攻击一方面有利于排除异种抗原及致病微生物，另一方面也会导致自我组织损伤。但一些对人体无害或对机体有利的抗原，如肠道内共生微生物或食物抗原，免疫系统会选择诱导外周免疫耐受机制，避免产生强烈免疫反应，以免危及自身组织，这就是食物免疫耐受。因此，食物过敏治疗的最终目标，是希望达到食物免疫耐受。

（二）食物免疫耐受机制

食物抗原如何被识别并启动免疫耐受的机制一直不甚清楚。胃肠道上存在广泛分布的淋巴组织（肠相关淋巴组织），是人体最大的免疫器官。肠胃道免疫系统具有独特能力，以区分无害抗原及有潜在危险的抗原。肠胃道免疫系统可以在对食物和共生生物抗原"容忍耐受"的同时，提高对病原微生物和毒素的保护性排斥反应。如果免疫抵抗和免疫耐受之间这种微妙的平衡出现障碍，可导致食物过敏、自身免疫性疾病及感染疾病等发生。

1. 健全且平衡的免疫系统　免疫系统过激或过抑制均会导致疾病状态。由于外源抗原的数量庞大，人体消化道每天接受大量异种蛋白刺激，其中源于食物的蛋白每天大于100g，源于肠道的共生微生物约 100 兆（10 倍于人体细胞数）。这让免疫系统尚未发育健全的婴儿消化道常出现免疫错乱与失衡。这是婴儿期食物过敏高发的重要原因。待儿童发育至 10 岁，免疫系统功能基本发育健全，接近成人功能水平后，很多食物过敏性疾病会自动痊愈。这也是儿童食物过敏相关性消化道疾病多数是自限性疾病的原因。

2. **消化道黏膜屏障功能**　婴儿期消化道黏膜屏障尚未发育健全，消化道上皮紧密连接稀疏不全。大量未经消化的食物整蛋白及大分子蛋白经消化道渗漏入血，导致机体对这些异种蛋白产生免疫排斥，而诱发食物过敏反应。当婴儿逐渐长大，胃肠道黏膜屏障逐渐健全，大分子食物蛋白不能再入血，只有消化降解的小分子蛋白能被吸收，因此绝大多数食物过敏患儿能在 3~5 岁以后，开始对过敏食物逐渐产生免疫耐受。

3. **健全的消化降解食物功能**　婴儿期因胃酸分泌不足、消化酶分泌低下、食物咀嚼嚼碎功能差，大量的食物未经彻底消化降解，肠道接触到大量未能充分消化降解的大分子食物蛋白，是食物过敏的重要原因，也是食物过敏免疫损伤常以小肠损伤最严重的原因。消化系统对大分子食物蛋白的充分消化降解，是诱导食物耐受的重要系统程序之一。母乳喂养的婴儿食物过敏的发生率低，就是因为乳母机体已先行替婴儿降解了食物大分子抗原，因此母乳中的蛋白成分相当于部分水解蛋白级别。

4. **肠道微生态系统**　健康的肠道微生态系统，会协助人体降解食物分子蛋白，并产生一些人体所需微量成分，并被人体所吸收利用。肠道微生态系统同人体之间的交互反应，是一系列复杂的免疫交互反应。益生菌有利于机体诱导食物免疫耐受。而致病性微生物则更倾向于诱导机体产生炎症攻击。婴儿期肠道微生态系统尚未建立健全,也是易发食物过敏的重要原因。经阴道产的婴儿更易从母亲阴道获得早期益生菌群,而剖宫产的婴儿因缺失了早期阴道菌群接触的机会,肠道菌群获得及建立会异于阴道产婴儿。剖宫产婴儿的食物过敏发生概率及风险远高于阴道产婴儿,这也是医学界早已得到公认的事实。

5. 早期适时适当接触多种抗原成分　在婴儿早期(4~6月龄)适时适量地接触多种异种抗原,是诱导过敏免疫耐受的重要时机。这不仅包括消化道食物抗原接触,也包括皮肤、呼吸道的抗原适当适时接触。随着生活条件改善及社会经济发展,城市婴儿家庭卫生条件过度清洁,婴儿难以早期接触到各种动植物抗原,儿童寄生虫病感染率也大幅下降。大量研究显示,卫生条件过度清洁及寄生虫感染率的下降,是现代城市婴儿食物过敏发生率大幅上升的重要原因,这就是食物过敏发生的"过度清洁学说"。因此早期适当的多种抗原接触、多途径的抗原暴露,可能是诱导食物免疫耐受的有利因素。

6. 医学治疗的影响　随着医疗条件的改善及各种抗生素的应运而生,儿童感染性疾病死亡率大幅下降,但随之而来的是抗微生物药物的总体使用率大幅上升。包括抗生素、抗病毒药物、抗寄生虫药物等的使用。这一方面会导致肠道菌群紊乱,另一方面也减少了婴儿接触寄生虫等异种蛋白的机会。从另一种角度增加了食物过敏的风险因素。

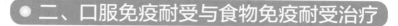

● 二、口服免疫耐受与食物免疫耐受治疗

（一）口服免疫耐受的概念与假说

口服免疫耐受是诱导机体产生食物免疫耐受的重要方法之一。持续低剂量的口服某种外源性蛋白质抗原,以诱导局部和全身免疫的低反应,诱导机体产生对该抗原特异性的免疫无应答,叫做"口服免疫耐受"。这种免疫耐受不同于免疫抑制剂使用后造成的免疫抑制状态,其不会干扰机体的正常抗病原体能力。有研究认为,食物致敏原经口服有利于诱导免疫耐受,而经皮肤接触更倾向于诱导过敏(图2-1)。

（二）食物口服免疫耐受治疗

严格饮食规避是目前食物过敏的标准治疗方法,但有研究显示过度的饮食规避与致敏风险增加相关。目前有关食物过敏的预防策略正在发生演变,如何诱导口服耐受成为研究热点。临床试验中,通过少量逐步增加摄入过敏原,达到一定剂量后不再增加,并定期给予低剂量致敏原,以诱导患者产生耐受的方法称为口服免疫治疗。儿童尽早引入可能引起过敏的食物可能有助于降低食物过敏风险,并在诱导临床耐受性中发挥作用。多数临床试验显示,"口服诱导免疫耐受"治疗及预防食物过敏有一定疗效,这种方法包括早期饮食中加入可耐受的潜在致敏性食物。口服免疫耐受治疗需注意以下几个关注点:

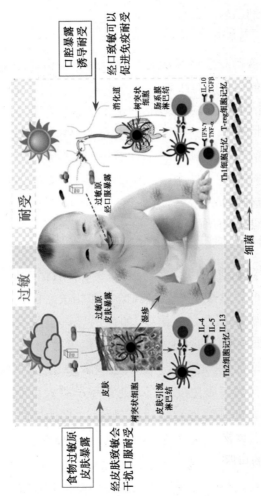

图 2-1 食物过敏与免疫耐受的"双重致敏原暴露假说"

1. 需要有不同浓度等级的单一特种食物抗原的成品制剂　因欧美人种的花生过敏发生率较高,国外诱导花生免疫耐受的口服制剂已较为成熟。而我国这方面的成品制剂非常缺乏,目前我国上市成品仅有一种含有 17 种食物抗原的复合食物混合粉,其适用于有过敏风险及家族史的高风险儿童,用于早期引入多种食物蛋白,以辅助降低食物过敏风险。因该产品是现成品,每日服用方便,可以让过敏高风险儿童方便、简易、持续且规律地每日接触多种易致敏食物蛋白,能帮助高风险儿童降低食物过敏风险,提高辅食添加成功率。但对于已经发生严重食物过敏的患儿,因该产品含有多种致敏原,且只有唯一浓度等级,因此重症食物过敏患儿有发生严重过敏的风险。尽管有临床医生在尝试以极低量的混合粉,协助治疗已确诊过敏的儿童,诱导其产生食物免疫耐受,但仍在临床观察阶段,尚缺乏相关安全数据及疗效数据。对于特种食物蛋白严重过敏的患儿,则需要单一成分的特种食物蛋白成品制剂,且需要不同浓度等级的现成品制剂。部分患儿还需要通过食物再激发试验,以测定患儿能耐受致敏原的最低剂量及浓度。我国现有免疫耐受诱导制剂中,应用最广的是呼吸科的尘螨脱敏制剂,包含多个剂量等级的尘螨抗原,患儿由最低浓度开始诱导免疫耐受。食物口服免疫耐受制剂与尘螨脱敏制剂机制相同,但目前我国尚严重缺乏单一特定食物抗原的成品制剂,这大大限制了临床上对食物过敏患儿的口服免疫耐受治疗实施。

2. 需要明确致敏原能耐受的最低剂量　对某种食物过敏的患儿,在此种食物抗原极微量接触的情况下,患儿可以不出现临床症状,此最低剂量阈值,即患儿对此种蛋白的最低耐受剂量。在日本,医生在做食物过敏再激发试验过程中,若患儿试验阳性,会同时检测患儿对致敏原的最低耐受量。后续便从检测到的最低耐受阈值起始,进行口服免疫耐受治疗。

3. 持续、规律、低剂量的口服是诱导免疫耐受的关键 研究显示,对于 IgE 水平较低的患儿,食物口服免疫耐受的疗效较为肯定。但对于 IgE 水平较高的食物过敏儿童,口服免疫耐受治疗有诱发严重过敏的风险,且其远期疗效尚不肯定。因为部分重症患儿即使短期内诱导耐受成功,一旦停止治疗后,间隔一段时间再接触抗原,反而有发生更严重过敏反应的风险。

4. 诱导食物耐受的免疫目标 是增加保护性抗体 IgG4 和触发过敏性抗体 IgE 之间的比值。保护性 IgG4 抗体可以竞争性地抑制抗体与食物蛋白的结合,随后防止抗体激发组胺和其他化学物质释放。而 IgE 抗体与食物特异性蛋白质交联后,附着于过敏细胞表面(如肥大细胞、嗜酸性粒细胞)则触发过敏反应(图 2-2)。

5. 允许低风险的过敏反应存在,以获得最大生活自由度 过于严格的饮食规避会导致患儿生活自由度及营养状况受到严重损害。因此允许存在适当范围的低风险食物过敏反应是必要的,关键是将风险控制在可控范围内,以让患儿获得最大范围的生活自由度与营养支持。既往医学界建议的必须严格规避所有类别的易过敏食物观点,是错误、不切实际且难以执行的(图 2-2)。

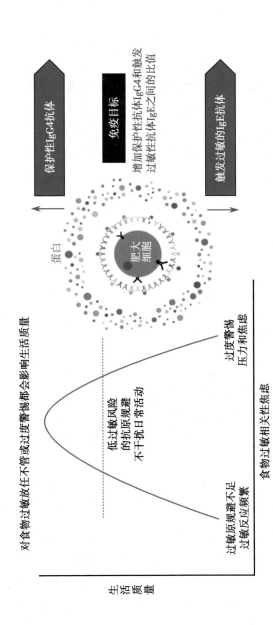

图 2-2 食物过敏的规避原则与免疫耐受诱导目标

● 三、辅食添加的新策略

对食物过敏婴儿及食物过敏高风险婴儿,如何指导其辅食添加,一直是医生及家长均非常关注的问题。对于食物过敏高风险婴儿是否应该规避易致敏食物,并延后此类食物的添加,一直是困扰家长的问题。在这方面,临床其实经历了很多弯路。直至目前,很多医生仍习惯沿用老观念,嘱托家长让患儿延迟添加易致敏辅食,或进行过于严格的饮食品种规避。越来越多的研究证明,既往提倡的过度严格饮食规避有时会适得其反。

(一)医学早期走过的弯路

20 年前医学界对食物过敏的建议是"严格饮食规避",这种过度严格的多种易致敏食物规避,带来了严重的社会心理负担及经济负担,反而导致儿童食物过敏率的增高。美国 2000年的指南推荐,为了避免婴儿发生花生过敏,建议延迟花生等辅食的添加时间,结果儿童花生过敏发生率反而上升。因此在2008 年,美国修改了指南,停止了对潜在过敏原的延迟引入方案。

(二)近期研究及各国指南的观念转变

对于有高食物过敏风险的儿童,辅食应该如何添加、是否应该延迟易过敏食物的添加、何时添加、添加的方式及添加策略如何,医学界都经历了一系列的曲折与观念转变。下述一系列的研究发现与共识指南的转变,逐渐形成了食物过敏高风险儿

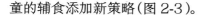

童的辅食添加新策略(图 2-3)。

1. LEAP 研究团队研究显示　早期引入微量花生对花生过敏高风险儿童有效,并可调节其身体对花生的免疫反应。

2. EAT 研究团队研究显示　早期微量摄入 6 种高致敏风险食物,有助于降低食物过敏发生的风险。

3. PASTURE 研究团队研究显示　出生第一年早期多样化饮食可以减少儿童过敏性疾病的发生。食物的多样性可以降低 6 岁以内儿童哮喘、过敏性疾病的发生风险。

4. 一项婴儿 1 年喂养的研究发现　添加多种蛋白食物比添加单个蛋白食物更易激发免疫耐受,研究支持了剂量的选择,即每种食物蛋白 30mg 是最低有效剂量。

5. ESPGHAN(欧洲儿科胃肠病学、肝脏病学和营养学会)对过敏性食物添加时间的建议　①辅食添加不应早于 4 月龄,也不应迟于 6 月龄;②4 月龄婴儿开始摄入辅食后,可以添加易过敏性食品(牛奶、鸡蛋、鱼、麸质、花生、种子);③花生过敏风险较高的婴儿(符合 LEAP 研究定义的严重湿疹、鸡蛋过敏或两者皆有),应在 4~11 月龄期间由专业人士评估后添加花生。

6. BSACI(英国变态反应与临床免疫学会)预防食物过敏的建议　①限制或者延迟添加食物,可能会增加这种食物过敏的风险;②4 月龄以后,大概 6 月龄的时候开始添加辅食,高致敏风险的食物也应该包含在内;③持续规律性地给予高致敏风险的食物可能会帮助降低对这些食物过敏。

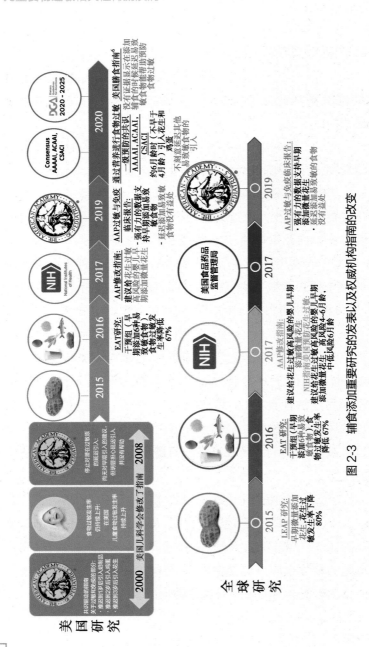

图 2-3　辅食添加重要研究的发表以及权威机构指南的改变

7. ASCIA（澳大利亚临床免疫学和过敏学会）食物引入和过敏预防建议　①建议在12月龄前添加常见的易致敏的食物。②6月龄左右，当婴儿准备好了，即可添加辅食（不早于4月龄），添加辅食同时，继续母乳喂养。③当给婴儿添加食物的时候，应该在12月龄前添加包括常见的易致敏食物（适龄的食物形态，例如煮熟的鸡蛋、细滑的花生酱）。这些食物包括鸡蛋、花生、乳制品、坚果、大豆、芝麻、小麦、鱼，以及其他海鲜。研究表明，这样做可能会帮助严重湿疹和鸡蛋过敏的孩子降低食物过敏发生的概率。④给婴儿辅食添加易致敏的食物以后，需要持续给予（一周两次），作为饮食的一部分，来保持耐受。只是尝试一个食物，但是不持续给予，反而会诱导过敏发生。

8. AAP（美国儿科学会）关于膳食引入的观点变化，对消费者传递信息的改变　①4~6月龄添加花生，有可能减低花生过敏的发生率。②推迟添加高致敏风险的食物（鸡蛋、鱼、花生麸质）来预防食物过敏是没有证据的。这也是为什么大部分儿科医生都建议早期添加易致敏的食物原因。③过去儿科医生推荐每次添加一种食物，观察几天看是否过敏，目前新的研究表明多种食物同时添加是安全的。④在开始添加辅食后的2~3个月，婴儿的膳食应包括母乳、鸡蛋、水果、坚果酱等。⑤建议在6月龄之前全母乳喂养。在4~6月龄时，可以开始添加固体食物。⑥在4~6月龄时在婴儿膳食引入花生制品，可能有助于预防花生过敏。⑦如果孩子有严重湿疹或对鸡蛋过敏，先咨询医生。⑧没有证据表明需等到12~24月龄之后再引入易过敏食物可以预防食物过敏，如鸡蛋、奶制品、大豆、花生或鱼。

9. 2020 年 AAAAI、ACAAI(美国过敏、哮喘及免疫学会/学校)及 CSACI(加拿大过敏和临床免疫学会)的共识 ①问题与推荐 1:对婴儿食物过敏高风险的标准和定义是什么? 患严重湿疹的婴儿具有最高的食物过敏风险。应注意,食物过敏往往发生在没有可识别风险因素的婴儿中。②问题与推荐 2:有什么证据支持引入有潜在致敏风险辅食的时机与发生 IgE 介导的食物过敏的关系? 从 6 月龄左右、但不早于 4 月龄开始,向所有婴儿的膳食引入含花生的食品,无论他们发生花生过敏的相对风险如何。③问题与推荐 3:婴儿早期食物多样化与食物过敏的发生有无关联? 在引入辅食时,应该喂养婴儿多样化的食物,因为食物多样化可能帮助预防食物过敏。④推荐 4:食物引入前的过敏筛查不是必需的,但有的家庭可能倾向去做。⑤推荐 5:从 6 月龄左右、但不早于 4 月龄开始,向所有婴儿膳食引入鸡蛋或含鸡蛋的食品,无论他们发生过敏的相对风险如何。⑥推荐 6:在 6 月龄左右、但不早于 4 月龄开始添加辅食的时候,不要刻意推迟引入其他有潜在致敏风险的辅食(牛奶、大豆、小麦、坚果、芝麻、鱼类、贝类)。

10. JPGFA(日本儿科食物过敏指南)评述、日本儿科食物过敏指南委员会、JSPACI(日本儿童过敏与临床免疫学学会)2020 年推荐 ①不推荐限制孕妇或哺乳期母亲的饮食,纯母乳喂养建议继续,但预防过敏的作用不明确;②尚无充分证据证明水解配方在预防食物过敏方面的作用;③关于添加辅食的时机,建议在 5~6 月龄时引入辅食是合适的,不建议因担心发生食物过敏而推迟辅食的引入;④关于益生元/益生菌的作用,尚无充分证据支持其在预防食物过敏发生中的作用;⑤指南中强调了食物过敏原的引入与过敏预防;⑥推迟在高过敏风险婴儿的饮食中引入特定食物并不能降低食物过敏发生风险,因此不建议采取这种方法。

11. EAACI(欧洲过敏及临床免疫学会)关于孕期、婴儿期和儿童期食物多样化的立场文件,关于向婴儿饮食中引入易致敏食物的专家组结论　①一旦婴儿具备必要的神经运动功能,并对非牛奶制品和喂养产生明显兴趣,易致敏食物就可以随其他食物以同样的方式引入;②没有证据支持需要将潜在易致敏食物的引入推迟到比其他辅食更晚的年龄。

(三)早期引入易致敏食物蛋白的新策略形成

综上,全球的多个标志性研究显示,早期、持续规律地引入多种食物蛋白,能帮助降低食物过敏风险。多个国际指南及国内指南均建议婴儿应该在 4~6 月龄时开始引入多样化饮食,多样化饮食中包括最常见的易致敏食物品种。多种食物持续(每周多次)的喂养,更利于诱导食物产生免疫耐受,而间断喂养、长期不接触后再次接触,更容易诱发食物过敏发生。因此,早期、多样化、持续规律地引入辅食,是降低婴儿食物过敏、诱导食物免疫耐受的辅食添加新策略。因此,对于有食物过敏高风险的婴儿,辅食添加的几个关键性建议包括:

1. 早期介入　早在 4~6 月龄开始食物过敏预防计划(最好继续母乳喂养)。时间在 6 月龄左右,不早于 4 月龄,当婴儿准备好了,具备必要的神经运动功能,并开始对非牛奶制品和辅食喂养产生明显兴趣时,即可以开始添加辅食。

2. 多样化饮食同时添加　医学既往的观念建议,对于食物过敏高风险儿童,需逐项添加不同品种的辅食,以逐一观察是否有过敏症状产生。基于近年的有效性数据,专家提倡婴儿多样化饮食,可以同时多样化的少量添加,包括最常见易致敏食物。

3. 持续喂养的观点　在婴幼儿阶段,每周多次喂养易致敏食物,规律而持续的喂养有利于诱导食物免疫耐受。多种食物持续喂养,如每周多次的喂养,更利于诱导食物产生耐受。

4. 间断喂养更易于诱导过敏　间断而停顿地喂养易过敏食物品种,会增加发生严重食物过敏的风险。

5. 每种食物添加的最低有效剂量　研究显示,诱导食物免疫耐受并能降低食物过敏风险的最低有效剂量,是 30mg 蛋白成分。因此,此剂量可作为多数婴儿食物口服免疫耐受治疗的起始剂量。

● 四、总结

过去十年,过敏预防指南发生了很大变化。重要临床研究的发表和指南改变,推动早期、微量、持续摄入过敏原的策略转变。世界上大多数医学/科学协会都建议在婴儿(约 4~6 月龄)辅食中尽早引入易致敏食物。推荐食物多样化预防食物过敏。家属对婴儿的“食物过敏相关焦虑”会干扰辅食引入,过度的饮食规避及减少食物多样性,会导致婴儿生长发育受影响。医生对儿童食物过敏的过度诊断及家属对食物过敏认识不足均有存在。医生及家属对食物过敏的过度警惕,会导致过度医疗化,并导致患儿过度饮食规避。婴儿辅食添加的目标应该是增加引入食物多样化,包括易致敏食物多样化。

第三章

牛奶蛋白过敏

● 一、概述

牛奶蛋白是婴儿期最主要的食物来源,3 岁以下婴幼儿的食物过敏中,以牛奶蛋白过敏(cow's milk protein allergy,CMA)最为常见,大约 2%~7.5% 的婴幼儿及儿童发生过牛奶蛋白过敏。临床上 CMA 多发生在 6 个月到 3 岁的婴幼儿期,其临床症状可涉及全身多系统,其中以消化系统症状和皮肤症状最为常见。CMA 是由免疫介导的疾病,往往合并肠道菌群失调和肠道通透性增加,这将影响婴儿的免疫系统成熟,且增加后期发生其他过敏性疾病的风险,对儿童生长发育、日常生活等会产生不良影响。

● 二、病因和发病机制

(一)病因与诱发因素

1. 婴儿消化道屏障功能尚未发育健全　婴儿消化道屏障功能不成熟,肠壁结构松弛,黏膜通透性较高,消化道黏膜上皮的紧密连接尚未发育健全,大分子的牛奶蛋白会透过肠壁进入婴儿循环系统,过敏体质婴儿的免疫系统会误将这些大分子蛋白识别为有害物质,进而产生免疫抵抗反应,引起皮肤、呼吸道、消化道等症状。

2. 婴儿消化系统消化功能尚未发育健全　婴儿期消化乳蛋白的消化酶分泌不足,导致牛奶中的大分子蛋白无法充分消化降解。过敏的主要机制为饮用牛奶蛋白后,激发人体免疫系统产生相应抗体,而当患者再次饮用牛奶蛋白后会与抗体进行结合,从而出现一系列症状。

3. 婴儿小肠获得性免疫系统处理抗原的能力有限 接触过多的抗原或不适当的抗原,破坏了肠黏膜的自身稳定。

4. 婴儿期肠道正常菌群尚未建立 经阴道产的婴儿从母亲阴道获得正常菌群的机会高于剖宫产婴儿。正常肠道菌群对于减轻宿主与食物抗原之间的交互免疫反应有积极作用,并对促进消化吸收功能发育及诱导食物免疫耐受有利。剖宫产婴儿的肠道菌群获得及建立均晚于阴道产婴儿,因此有更高的食物过敏风险。且婴幼儿期属于人生中疾病高发期,反复抗生素治疗等医疗干预,也极易破坏肠道菌群。

5. 各种感染的密集期 婴幼儿期是人体免疫功能低下期,又为生命早期初次接触各种外界抗原侵扰,尚未对各种病原体初次免疫,是呼吸道及消化道感染的密集期,也是疫苗接种的密集期,这些各个系统的感染及疫苗接种反应导致的炎症侵袭,会导致消化道黏膜继发性损伤,破坏消化道黏膜屏障,容易在感染状况下激活胃肠黏膜免疫及炎症反应。因此临床上常见到,原本对牛奶无过敏反应的婴儿在一次严重病毒性腹泻、肺炎后或疫苗接种后,出现便血、迁延性腹泻,进而确诊为 CMA。

6. 饮食结构的转换 婴儿期因饮食结构单一,初始期尚能很好地适应一种品牌的奶粉,但在奶粉更换品牌、更换高年龄阶段产品、添加辅食等情况下,饮食结构的改变会导致患儿消化道功能紊乱。这种情况下极易出现对原本耐受的食物不耐受。尤其是辅食添加时期,婴儿消化道需要适应及学习流食向固体食物的转换,包括咀嚼练习、吞咽方式转换与学习(固体与流食吞咽方式是不同的)、消化酶分泌的变化、胃肠道运动方式的转变等,是需要数月的渐进性学习和适应的,就如同婴儿学走路会摔跤一样,在消化道进食方式的转变及学习过程中,也经常会出现功能紊乱。

7. 喂养方式不当　婴幼儿期消化道对食物消化的能力也有一个学习、适应、调节的发育过程。在此过程中,儿童与带养者之间的饮食习惯和喂养习惯也有一个磨合适应过程。部分婴儿因带养者喂养理念的差异,不能适应带养者的强行灌喂方式,也容易出现食物不耐受,或继发食物过敏。

8. 遗传及家族易感性　CMA 患儿的父母很多能够询问到有幼年期湿疹、过敏性鼻炎、过敏性皮疹等病史。患儿的兄弟姐妹也常常能问到有类似发病病史。若家族成员中多个成员有多系统的变态反应性疾病史,则儿童发生 CMA 的风险会成倍增加。

(二)发病机制

CMA 的发病机制与其他食物过敏的发病机制一样,可以分为 IgE 介导、非 IgE 介导、IgE 与非 IgE 混合介导三种类型。

1. IgE 介导　单纯速发型的 IgE 介导 CMA 非常少见,但一旦发生常为较严重的过敏反应,极易威胁生命。IgE 介导的食物过敏为速发型过敏反应,为 IgE 接触致敏原后,与致敏原结合形成复合体,结合到肥大细胞、嗜碱粒细胞上,进一步激发肥大细胞、嗜碱粒细胞脱颗粒,诱发严重的速发性过敏症状。

2. 非 IgE 介导及混合介导　临床上婴幼儿 CMA 以非 IgE 介导、IgE 与非 IgE 混合介导的过敏反应最为多见。非

IgE 介导以 T 细胞介导为主,是 T 细胞介导的细胞毒性作用及炎症细胞浸润。也有 IgG 介导的慢反应性过敏反应,包括Ⅲ型及Ⅳ型变态反应,介导炎症损伤过程缓慢,部分患儿可数周才缓慢出现症状。

三、临床特征

(一) 临床特点

1. 速发与迟发型　根据发生过敏的机制及过敏时间反应不同,分为速发型和迟发型过敏反应两种类型。

(1) 速发型过敏反应症状:此类反应由 IgE 介导,婴儿在接触牛奶蛋白过敏原后数分钟或者数小时内(一般在 24 小时内),就可以产生相关临床症状,最常见的速发型过敏反应有全身过敏反应、哮喘、变应性鼻炎、急性荨麻疹、口周速发充血发红、皮肤瘙痒及速发皮疹等。严重者可以立即发生喉头水肿、重症喘息、呼吸困难而危及生命。对于轻中度的 IgE 介导患儿,多数在摄入牛奶蛋白(主要是配方奶或混合喂养)后数分钟至 2 小时内,出现急性呕吐、腹泻、腹痛,甚至急腹症。皮肤出现一个或多个皮疹,急性瘙痒、红斑、荨麻疹,口周及结膜立即发红充血。可伴有血管神经性水肿,急性扩散性的特应性皮炎,或原有湿疹突然急性加重。呼吸道症状可表现为急性鼻炎、鼻阻或过敏性结膜炎。

(2) 迟发型过敏反应症状:由非 IgE 介导、IgE 与非 IgE 混合介导产生。出现症状缓慢,大多数在摄入牛奶蛋白后 2~72

小时发作,最晚可 2 周内发作,有的患儿甚至数周至数月才出现过敏症状。患儿接触致敏原的方式可以是牛奶配方奶、羊奶及驼奶(与牛奶有类同蛋白结构)、母乳与配方奶混合喂养或纯母乳喂养婴儿的母亲曾摄入牛奶。因过敏机制有初期接触致敏过程,后期才发生过敏反应,很多患儿会表现为刚出生时进食牛奶无明显症状,随着时间进展 1~3 个月后才出现腹泻、便血、严重湿疹等症状,或纯母乳喂养婴儿在母乳不足情况下,添加配方奶后出现症状。

2. 按严重程度分类　可以分为轻中度与重度 CMA。约 90% 的患儿表现为轻中度 CMA 症状。

(1)轻中度 CMA:患儿可出现轻度腹泻、反复便秘、间歇性便血、反复呕吐溢奶、轻症湿疹、慢性咳嗽及喘息,以及间断性肠痉挛等症状。轻中度患儿因症状相对较轻微,非特异性症状多,常与婴儿期功能性胃肠病难以鉴别,因此对于疑诊有 CMA 因素参与的功能性胃肠病、夜间哭吵、肠痉挛的婴儿,必要时可以更换深度水解奶粉诊断性治疗,或行牛奶蛋白再激发试验协助诊断。

(2)重度 CMA:此类患儿往往有迁延性及慢性腹泻,腹泻治疗困难,伴反复、间断、治疗困难的便血,可伴有生长发育障碍、难治性贫血、呼吸困难或过敏性休克等。重症者可具体化的诊断到食物过敏相关消化道疾病的特殊类型中,如食物蛋白诱导的肠病、食物蛋白诱导的小肠结肠炎综合征、食物蛋白诱导的直肠结肠炎、嗜酸细胞性食管炎、嗜酸细胞性胃肠炎、嗜酸细胞性直肠结肠炎等。

3. 不同系统症状　CMA 以消化系统症状及皮肤症状

最为多见,也常合并呼吸系统症状,年长儿可以合并神经系统症状。

(1)胃肠道症状:可表现为应激性急性腹痛、恶心、呕吐、反流、拒食或厌食、腹泻样大便、大便稀薄或频次轻度增多;便秘(尤其是软便性便秘)表现为用力过度,非嵌塞性的解便困难及肛门刺激;腹部不适,胃肠胀气、疼痛、血便、黏液便。小婴儿最常见的胃肠道症状依次为腹泻、便血及呕吐。CMA 也是婴儿腹痛、肠绞痛、肠痉挛的常见病因。

(2)皮肤症状:表现为瘙痒、红斑、非特异性皮炎、中度持续性的特应性皮炎。CMA 患儿在婴儿期往往为典型的湿疹,随着年龄增长,皮疹类型可变得不典型及多形性,如慢性湿疹、荨麻疹、风疹、虫咬皮炎过度反应、皮肤划痕症、红斑疹、苔藓样皮疹、季节性皮疹、运动相关性皮疹、接触性皮炎等。皮疹最常见于眼睑、嘴唇、面部的部位,部分患儿可见舌乳头改变,如地图舌、皲裂舌。

(3)呼吸道症状:可表现为轻微过敏性鼻炎,常有喉间痰响,吃奶后喉部痰鸣或呼哧声;口周发红、轻度肿胀;或肺炎感染期间喘息严重,单纯用感染无法解释的严重喘息。年长儿更多表现为过敏性鼻炎、咳嗽变异性哮喘、喉咙痒、呼吸困难、呼吸喘息、声音嘶哑、喉喘鸣、气短、胸闷、流清涕等症状。一些极罕见的呼吸道受累性疾病,如 Heiner 综合征的发病也与 CAM 有关,表现为慢性缺铁性贫血及肺含铁血黄素沉着症样表现。

(4)全身性过敏反应:IgE 介导的速发型过敏反应患儿,可出现速发型的严重全身性过敏反应,并可能危及生命。可以表现为立即呕吐、腹痛、全身速发严重皮疹,可伴呼吸困难、面色发紫、严重苍白、虚弱、头或脖子肿胀、声音嘶哑、吸气性喉喘鸣、剧烈咳嗽、血性腹泻、血压下降,甚至休克等表现。

（5）各系统症状时间演归:CMA 症状会随着病程及年龄增长,出现不同系统症状演变过程。早期阶段,婴儿期往往以腹泻、便血、湿疹等较为特异性的易识别症状为主,此期较易识别。随着年龄增长,年长儿的消化道症状会变得不典型,如慢性再发性腹痛、慢性功能性消化不良、反复顽固性便秘。年长儿可以由消化道症状逐渐向呼吸道症状、神经系统症状演归,可表现为过敏性鼻炎、哮喘、咳嗽变异性哮喘、抽动障碍、注意缺陷多动障碍、孤独症谱系障碍等症状。因此年长儿的 CMA 时常识别困难。

（二）体格检查

CMA 的症状常累及皮肤、消化道和呼吸道。

1. 腹部查体　需要观察患儿有无腹部膨隆、有无压痛点及梗阻征象、有无包块、肠鸣音是否正常等。有无感染中毒症状,以排除消化道感染、不全肠梗阻、肠套叠等外科急腹症情况。还需注意检查肛门,包括肛周是否有潮红、湿疹,有无肛瘘,有无肛裂,便血患儿还需进行直肠指检,以明确有无近肛门区的息肉。

2. 皮肤皮疹情况　皮疹的分布范围,以及有无渗出、苔藓化、抓痕等。

3. 全身多系统查体　肺部听诊有无喘鸣音、湿啰音,有无喘息、喉鸣等呼吸道急性过敏性水肿情况,有无全身性感染中毒症状。此外，还需要注意患儿的一般精神状况、生长发育情况、营养状况，对身高、体重、头围的测量值进行评估。

（三）临床并发症及合并症

1. **消化系统相关疾病**　包括牛奶蛋白诱导的肠炎、牛奶蛋白诱导的小肠结肠炎综合征、牛奶蛋白诱导的直肠结肠炎、牛奶蛋白过敏相关的胃食管反流、牛奶蛋白过敏相关的便秘等。

2. **皮肤相关疾病**　牛奶蛋白过敏相关的湿疹、特应性皮炎、接触性皮炎等。但需注意的是，<3月龄发病较早且程度较重的婴儿湿疹，可能与某种食物致敏相关。而大多数轻症的婴儿期湿疹，是因皮肤黏膜屏障发育不健全而致的功能障碍，一般不是消化道食物过敏因素引起，更多的可能是过敏原皮肤接触。此类患儿经乳母忌口或婴儿饮食规避往往也不能有效缓解，等待度过婴幼儿期，皮肤黏膜屏障发育健全后，湿疹自然会慢慢自行好转。

3. **呼吸系统相关疾病**　过敏性鼻炎、慢性鼻窦炎、哮喘、咳嗽变异性哮喘、嗜酸细胞性肺炎、肺含铁血黄素沉积症、Heiner综合征（一种隐匿性牛奶蛋白过敏导致的慢性贫血、肺含铁血黄素沉积样疾病）等。

4. **神经系统相关疾病**　常见抽动障碍、注意缺陷多动障碍、孤独症谱系障碍。食物过敏及CMA是抽动障碍、注意缺陷多动障碍、孤独症谱系障碍的常见病因及诱发因素，部分患儿经寻找致敏原，并进行相应规避后，症状会有明显缓解。部分患儿可以表现为偏头痛等位症（腹型偏头痛）症状。

● 四、辅助检查

（一）实验室检查

1. **体外试验** 如血清特异性 IgE、血清特异性 IgG、大便常规与培养等检查。

（1）血常规、总 IgE 等初步筛查项目：CMA 的婴儿可以很早期即出现血常规中嗜酸性粒细胞或嗜碱性粒细胞比例升高，血小板持续升高也较具有特异性。嗜酸性粒细胞的升高及总 IgE 水平的升高往往早于特异性食物抗体（sIgE 及 sIgG）的升高。但年长儿嗜酸性粒细胞及总 IgE 升高需首先排除寄生虫、原虫等特殊病原体感染。

（2）血清特异性 IgE（sIgE）与总 IgE：本项检查特异度较高，但灵敏度低，血清特异性 IgE 及 IgG 测定在半岁以前的小婴儿检测意义不确定，因其特应性抗体尚未形成或滴度极低，不能根据抗体阴性结果而否定食物过敏。对于特异性抗体阳性的患儿，也需要密切结合临床判读结果。临床检验科以 sIgE≥0.35kIU/L 为 CMA 的阳性界值点，但因以胃肠道为主症的 CMA 患儿，常由非 IgE 介导的过敏反应更多见，故当 sIgE 结果为阴性时，必要时需要进行食物再激发试验协助诊断。研究发现，sIgE≥15kIU/L、阳性预测值≥95% 的所有年龄阶段儿童，以及 sIgE≥5kIU/L、阳性预测值≥95% 的 ≤2 岁儿童，对于诊断 CAM 有临床参考价值。在 sIgE 检测的同时，建议同步完成血清总 IgE 的检测，若单项致敏原的 sIgE≥总 IgE 的 20%，即使此项 sIgE 的绝对值不高，仍有较高的诊断参考价值。此外,sIgE 水平的高低还取决于患儿致敏原的接触频率,接触越频繁 sIgE 水平值越高。因此,sIgE 与总 IgE 的水平与过敏症状严重程度有一定相关性,但不是绝对呈正相关,需要严密结合临床症状解读检测结果。血清特异性 IgE 及 IgG 结果的判读可参见第一章食物过敏部分的详细论述。

（3）血清特异性 IgG（sIgG）检测:此项检测特异性较低,但灵敏度较高。因 sIgG 是机体诱导食物免疫耐受中产生的信号抗体,非保护性抗体。sIgG 升高代表的是抗原接触,以及有免疫耐受阻断机制启动。sIgG 弱阳性在正常人群均易见到,不能判读为过敏指标。sIgG 强阳性的项目代表机体对该过敏原曾有强烈阻断行为启动,至于是否最终到达免疫耐受,就一定要密切结合临床症状判断。虽然有研究认为在以胃肠道症状为主症的患儿中,该项检测有一定意义,但 sIgG 的检测并未得到一致认可。sIgG 单项或多项特别强的阳性值,在临床上还是具有一定的临床参考价值,尽管不能直接解释为过敏指标,但可以指导患儿进行诊断性饮食规避与剔除,若规避后症状消退,则可以确诊食物过敏。总体而言,sIgG 与临床过敏之间的相关性还需要大量的进一步研究加以明确。

（4）大便常规、大便培养等检查:对于便血及腹泻患儿,排除肠道感染及继发感染,需要完成大便常规、肠道病毒检测、大便培养等检查。需注意的是,CMA 导致的肠炎,多数患儿大便中以单纯红细胞为主,白细胞、脓细胞及吞噬细胞较为少见。严重的小肠结肠炎 CMA 患儿也可出现大便中大量的脓细胞、白细胞,但吞噬细胞较少见,此时与感染性肠炎鉴别十分困难,也是临床上 CMA 患儿常被过度使用抗生素的原因。

2. 体内试验　包括食物再激发试验、皮肤点刺试验、特应性斑贴试验,可详见第一章食物过敏部分内容。

（1）牛奶蛋白再激发试验

1）适应证:临床病史疑诊,经可疑食物规避后症状改善者。或通过临床症状及饮食规避难以明确辨别相关性的患儿,可经食物激发试验确诊。试验前需充分告知家属风险及诊断价值,并签署知情同意书。

2）试验分类:包括双盲或单盲安慰剂对照口服食物激发试验,此试验是食物过敏诊断的金标准,但实际上临床上很难做到完全模拟的安慰对照制剂,且双盲或单盲对照在临床上执行均很困难,故常以开放性食物激发试验作为替代,以协助诊断。

3）试验流程及注意事项:牛奶蛋白再激发试验不能以普通整蛋白奶粉作为激发剂,需采用去乳糖的腹泻奶粉作为激发剂,因 CMA 的患儿肠道黏膜损伤,也常合并继发性乳糖不耐受,添加含乳糖的整蛋白奶粉会出现乳糖不耐受性腹泻,可能会干扰试验结果判断。进行试验前需停用可影响激发结果的药物（如组胺、激素等）1~2 周。试验前需经过专科医生评估发生严重速发型过敏反应的风险高低,对于轻型慢反应性 CMA 患儿可在家观察再激发情况。但对于 IgE 水平高、嗜酸性粒细胞高、嗜碱性粒细胞高、临床症状重的患儿,需在备好抢救设备及肾上腺素等过敏性休克急救药品情况下,在医院专业变态反应医师的监控下进行牛奶再激发试验。试验过程中可用专用表格仔细记录生命体征变化及过敏症状情况。起始剂量从不能引起症状的小量（一般是唇剂量,即 1 滴蘸唇或蘸舌）开始,逐渐增量至常量。每次加量前仔细观察相应临床症状,监测生命体征,一旦出现相关临床表现即停止试验。结束最大剂量给予后,院内观察 2 小时,后期再嘱家长回家继续观察症状 2 周。对慢反应性非 IgE 介导的 CMA,在家观察时间最长可至 1 个月。

4)试验结果解读:如果婴儿能耐受最大剂量的腹泻奶粉,则非 CMA;激发过程中再发相同过敏症状,则诊断为 CMA;若患儿不能完成所有剂量,则不能确定是否为 CMA,需要继续延长过敏症状观察时间,并密切结合临床进行鉴别诊断。

5)禁忌证:皮肤点刺试验强阳性,sIgE≥95% 阳性预测值及总 IgE 水平特别高者(>1 500~2 000IU/L)。有急慢性现症疾病,如重症肺炎、严重湿疹、中度至重度营养不良、严重畸形、先天性疾病等。

(2)皮肤点刺试验(skin prick test,SPT):该检测方法灵敏度高(61%~83%),但特异性不高(51%~72%)。SPT 检测的时间点(时辰过敏学)、体温、当时疾病状态、抗组胺药物干扰、激素用药、操作者技术、制剂用品厂家等均会对试验结果产生影响。试验以生理盐水作为阴性对照,组胺作为阳性对照,参考标准为阳性对照及阴性对照的风团平均直径。但特定致敏原的风团皮疹直径≥3mm 可直接判读为阳性。需注意,皮肤划痕症阳性者可能会出现假阳性结果。SPT 对速发型过敏反应更为敏感,对慢反应型的过敏反应假阴性率高。如果皮肤点刺试验某种食物呈阳性,不一定是消化道过敏(因有可能是经皮肤接触过敏),需要同时存在相关消化道过敏症状,以及饮食规避有效或食物再激发试验阳性,才能考虑可能存在此种食物的消化道过敏。同时需注意,皮肤点刺产生的皮疹大小,仅提示过敏风险的高低,不代表过敏的严重程度。

（3）特应性斑贴试验（atopy patch test,APT）:该方法适用于迟发型过敏反应的诊断,主要用于特应性皮炎的诊断。斑贴抗原设立阴性对照作为比较,将斑贴抗原贴于背部肩胛区皮肤。48 小时后观察,若出现红斑即为阳性。特应性皮炎患儿可同时行 APT 和 SPT。APT 检测迟发性过敏反应的阳性率显著高于 SPT,APT 联合 SPT 可进一步提高过敏原检测的敏感性,但部分呈轻微阳性的抗原可能是假阳性,这可能导致诊断过于泛化,而导致患儿过多地规避多种饮食,进而严重限制生活自由度。

（二）胃肠内镜检查

CMA 可引起相关胃肠道黏膜损伤,对于鉴别困难、诊断不明的患儿,必要时可行内镜检查。CMA 可以导致胃肠广泛的黏膜损伤。婴幼儿最常受累部位为低位结肠,以左半结肠受累最为常见,表现为广泛的糜烂、渗血、淋巴滤泡增生、钱币状环形充血灶及表浅糜烂。同时,在内镜下取活检及取黏膜培养,以鉴别感染性疾病尤为重要。

（三）影像学检查

1. X 线钡剂造影检查　CMA 的婴幼儿可伴有呕吐、便秘等胃肠动力障碍及反流情况。对于顽固性呕吐及便秘的患儿,需要完成消化道造影,排除不全梗阻及器质性畸形因素。

2. CT、MRI 及多普勒彩色超声等检查　用于 CMA 的排除性诊断,以排除其他引起便血、腹泻、呕吐等症状的器质性疾病。

（四）病理活检

CMA 患儿的胃肠黏膜活检往往可以见到非特异性慢性炎症,其中以淋巴细胞浸润最为常见,可以见到黏膜损伤坏死脱落,部分患儿有嗜酸性粒细胞浸润。若嗜酸性粒细胞浸润程度到达标准,则可诊断到具体的嗜酸细胞性消化道疾病特有病种上。

五、诊断与鉴别诊断

（一）诊断标准

1. 临床诊断　依据相关临床病史,有腹泻、便血、腹痛、呕吐等消化道病史,有皮肤湿疹等表现,结合牛奶规避有效,再引入出现相同症状,且有明确时间相关性即可诊断。即婴儿或乳母服用牛奶后,婴儿出现 CMA 症状,婴儿或乳母规避牛奶后所有症状消失,再次接触后相同过敏症状再现。

2. 诊断的金标准　牛奶蛋白的规避后再激发试验,是诊断的金标准。症状不重者可居家做激发试验。严重过敏患儿,必须在专业医疗机构进行激发试验。食物规避和激发试验分两个步骤:

（1）第一步规避:婴儿完全规避牛奶及牛奶制品 2~4 周(氨基酸配方或深度水解配方喂养或者母乳规避奶制品),如果症状消失就高度怀疑 CMA。

（2）第二步再激发:规避后症状消退者,再次接触牛奶或乳母喝牛奶,相同的过敏症状再现,即可确诊 CMA。

(二)鉴别诊断

1. **胃食管反流与贲门失弛缓**　呕吐是 CMA 患儿的常见症状,也可导致原本有轻度胃食管反流的婴儿症状突发加重。此类患儿需要靠规避试验鉴别,必要时需要完成上消化道造影检查及胃镜,明确有无贲门狭窄、幽门肥厚等梗阻性因素。

2. **感染性腹泻**　很多 CMA 患儿因系慢反应性的变态反应损害,腹泻及便血逐渐出现,并迁延难愈,加之治疗经过复杂,抗生素反复使用。此类患儿感染性腹泻及抗生素相关性腹泻是鉴别重点,且很多此类患儿也常合并继发感染,给诊断造成混淆。大便培养、肠道病毒检测、艰难梭菌毒素检测、肠镜检查等有助于鉴别诊断。

3. **其他**　因 CMA 累及多系统且非特异性症状多,需与以下疾病鉴别:如以水样便、迁延性或慢性腹泻为主要表现者,需要与乳糖不耐受、慢性病毒性肠炎、小肠淋巴管扩张症、出生免疫错误、乳糜泻、微绒毛包涵体病、先天性腹泻、内分泌肿瘤等鉴别;以便血为主要表现者,需要与消化性溃疡、肠息肉、肠套叠、肛裂、血管畸形等鉴别;以黏液脓血便为主要表现者,需要与侵袭性细菌感染、寄生虫感染、肠结核、炎症性肠病、白塞病等鉴别;以呕吐、喂养困难及营养不良为主要表现者,需要与胃肠道畸形、胃食管反流、先天性遗传代谢性疾病鉴别;以便秘为主要表现者,需要与先天性巨结肠、结肠冗长、隐性脊柱裂、巨结肠同源性疾病等鉴别。

● 六、治疗

（一）饮食调整与规避

1. **规避牛奶蛋白**　患儿需要尽量避免饮用含牛奶蛋白的饮品,减少过敏发生概率。如果婴儿出现 CMA,需要尽量给予母乳喂养,无法母乳喂养时可更换为水解奶粉或氨基酸奶粉。临床上根据患儿过敏程度的不同,可以选择不同水解级别的特殊配方奶粉,由部分水解配方→深度水解配方（extensively hydrolyzed formula,eHF）→氨基酸配方（amino acid formula,AAF）,蛋白结构降解深度逐渐加深,蛋白致敏性也逐渐降低。氨基酸配方是将完整的蛋白质分解到最小单位"氨基酸",因此无致敏性。深度水解配方奶粉、氨基酸配方奶粉因进行过特殊营养调配,与普通配方奶粉的营养成分相差不大,能够满足婴幼儿营养需求,并可长期使用。对 CMA 的患儿不推荐以其他动物奶（水牛、山羊、马、猴、驴、骆驼）来源的奶粉作为 CMA 患儿的代用品,因其蛋白结构与牛奶蛋白有类同性,过敏风险与牛奶等同。6 个月以下 CMA 患儿也不推荐以大豆基质配方作为代用品,因大豆蛋白的优质性较牛奶差,且营养素结构配比不适合婴儿长期单独使用。不同降解级别的配方奶,见图 3-1。

2. **部分水解配方**　乳蛋白部分水解配方是将牛奶蛋白经过加热和/或酶水解为小分子乳蛋白和肽段,以降低大分子牛奶蛋白的致敏性。对于已确诊 CMA 的婴儿,部分水解配方能缓解症状的概率仅为 30%~50%,因此不推荐用于已经确诊

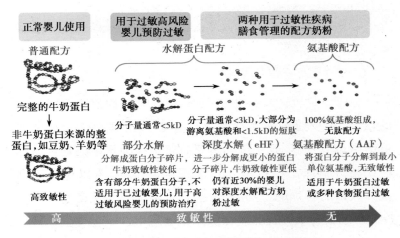

图 3-1　不同水解级别的特殊配方奶粉

CMA 的患儿。部分水解配方适用于乳蛋白过敏高风险婴儿的预防 CMA,及有过敏家族史的婴儿预防 CMA 以降低过敏风险。部分水解配方分为全乳糖及低乳糖配方两种产品。部分水解低乳糖配方因其乳糖含量降低,蛋白为部分降解级别,因此有更好的胃肠道耐受性,用于功能性胃肠病、功能性消化不良、婴儿肠绞痛、轻症乳糖不耐受的患儿。常用的整蛋白与部分水解配方制剂,见表 3-1。

　　3. 深度水解奶粉喂养指征　乳蛋白深度水解配方是通过一定工艺,将易引起过敏反应的大分子乳蛋白水解成短肽及游离氨基酸。适用于确诊 CMA 的婴儿,或危重症急性期严重消化道损伤的患儿,临时缓解消化道症状使用。超过 90% 的 CMA 患儿可以耐受深度水解配方。对于轻中度 CMA 患儿,首选深度水解配方。

表 3-1　常用的整蛋白与部分水解配方奶

奶粉类型	整蛋白含乳糖配方	整蛋白无乳糖配方	部分水解蛋白含乳糖配方	部分水解蛋白低乳糖配方
水解程度	未水解	未水解	小分子乳蛋白和肽段	小分子乳蛋白和肽段
主要针对人群	正常婴幼儿	原发及继发性乳糖不耐受	怀疑过敏可能及高风险婴儿	怀疑过敏合并轻症乳糖不耐受者
适应证	正常婴儿	迁延性、慢性腹泻所致继发性乳糖不耐受	过敏高风险及家族史婴儿用于预防过敏	胃肠损伤、乳糖不耐受、功能性胃肠病、肠绞痛

4. 氨基酸奶粉喂养指征　①重度 CMA 婴儿或多种食物过敏的重症婴儿，首选氨基酸配方；②使用深度水解配方临床症状仍不能完全消退；③多种食物规避无效；④食物过敏伴生长发育障碍；⑤严重复杂的消化道过敏、食物蛋白诱导的小肠结肠炎、嗜酸细胞性食管炎、严重湿疹；⑥母亲严格规避8大类饮食、纯母乳喂养仍有显著临床症状的婴儿。市售常用特殊配方奶粉，见表 3-2 及表 3-3。

5. 特殊配方奶粉的引入方法

（1）整体立即替换：由整蛋白奶粉向深度水解或氨基酸配方转换时，可整体立即完全替换，不用逐步转奶。

（2）口感困扰：因深度水解及氨基酸配方口感均不佳，有苦涩味道，水解级别越高的特配奶口感越差，配方越为纯净的特配奶口感越差。因口感问题，部分厂家会添加调味剂改善口感，但又会干扰氨基酸配方的抗原纯净性。很多患儿刚开始对苦涩口

表 3-2　市售常用的不同品牌深度水解配方奶粉

产品		1	2	3	4
产地		荷兰	荷兰	荷兰	荷兰
年龄阶段		0~1	0~1	0~1	0~1
能量密度(100ml)		67.5	67	67	66
一平勺		4.5g	4.4g	4.6g	4.3g
蛋白质供能 10%~20%	溶液100ml	1.9	1.7	1.9	1.8
	来源	乳清蛋白水解 80% 短肽 + 20%AAF	乳清蛋白水解 80% 短肽 + 20%AAF	酪蛋白水解	80%~85% 短肽 15%~20%AAF
	肽链长度	2~3个 AA	2~3个 AA	/	4~5个 AA
脂肪供能 30%~35%	MCT	MCT 39%	/	/	MCT 50%
	DHA/ARA	有	有	有	有

续表

碳水化合物供能 50%~60%		无	有	无	无
	乳糖	无	无	LGG≥10⁶CFU/g	无
	益生菌	88% 麦芽糖糊精 12% 马铃薯淀粉	52% 纯化乳糖 48% 麦芽糖糊精	/	不含乳糖及葡萄糖浆
渗透压	mOsm/L	171.8	302	/	190
	mOsm/kg	191.3	335	/	210

表 3-3 市售常用的不同品牌氨基酸配方奶粉

产品			1	2	3
产地			瑞士	英国	美国
年龄阶段			0~1	0~1	0~1
能量密度（100ml）			70	67	67
一平勺			4.6g	4.6g	4.5g
蛋白质		溶液 100ml	2	2	1.89
		来源	100% 游离氨基酸	100% 游离氨基酸	100% 游离氨基酸
脂肪 30~35		MCT	25% MCT 40% OPO	MCT 33%	MCT 33%
		DHA/ARA	有	有	有

续表

碳水化合物 50~60	FOS/GOS	无	无	无
	益生菌	无	无	无
		高葡萄糖当量的麦糊精和马铃薯淀粉	固体葡萄糖浆	/
渗透压	mOsm/l	300	310	326
	mOsm/kg	314	340	358

感不接受且抗拒。但因婴儿饮食结构单一,尚未品尝过各种美味,对单一饮食接受程度远远高于成人。故很多患儿采用立即全部替换方式,无其他任何食物可选择,饥饿疗法的情况下,多数能最终接受苦涩的特配奶粉。患儿一旦接受苦涩口感,对后期减少辅食挑剔及口感挑食情况会有利。

(3)根据临床具体情况具体处理:需注意的是,部分患儿坚决不接受特配奶粉,或因特配奶粉口感不佳,已严重影响食欲造成营养不良的,可考虑适当添加一点葡萄糖等调味剂调节口感。部分患儿需要尽早尝试可能的替换方案,如提前降档奶粉级别,做部分水解奶粉(口感稍好)的食物激发试验,或尽快重新引入规避饮食后的母乳。

6. 特配奶粉降档替换方案

(1)特配奶粉使用时间:对于重症 CMA 的患儿,建议严格回避牛奶蛋白,氨基酸配方奶粉喂养 6 个月 + 深度水解配方奶粉喂养 3 个月,使患儿安全度过高致敏期,避免症状反复。每种等级奶粉使用时间大概 3 个月至半年。因 1 岁以后婴幼儿的胃肠道黏膜屏障才逐渐发育健全,故根据病情,水解配方需要使用至 1~3 岁。重症患儿过早转换普通配方奶可能会使过敏症状反复。

(2)特配奶粉降档转奶的条件:①患儿症状稳定无反复,且满 6 月龄,辅食添加顺利者,可以考虑将氨基酸配方转为深度水解配方;②患儿喂养 3 个月深度水解配方后,辅食添加顺利且症状无反复,可以尝试用部分水解配方喂养。

(3)转奶时注意事项:如果婴儿近期身体不适或有疫苗接种计划,不要转奶。如果患儿正在接受任何可能引起肠道不适的药物治疗,如抗生素治疗,不要转奶。在转奶期间不要引入任何其他新的食物品种。转奶时要密切观察记录婴儿的饮食和临床症状表现。

（4）特配奶降档的方法:当要转换低级别配方时,需要逐级降档,少量添加更大蛋白分子的奶粉,并逐步增加比例替换,需密切观察再引入时再激发试验症状,通常以不含乳糖配方做再激发实验观察过敏情况是否再发。配方降档替换的方法,见图3-2。

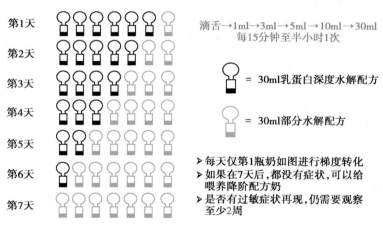

图3-2　特殊配方奶粉降档替换方法

7. CMA 辅食添加原则　注意规避牛奶蛋白,同时保证饮食多样化。CMA 的患儿与普通婴儿一样,4~6 月龄即可开始从小剂量循序渐进地添加辅食,非严重多种食物过敏者,一般不需要规避易过敏食物品种。1 岁以上的 CMA 幼儿,可采用对应的 1 岁以上特殊配方。一般而言,1 岁以上的特配奶粉较之

1 岁以下配方,具有更高的渗透压及单位能量,且对口感有更好的调节,口感较 1 岁以下配方有明显改善。1 岁以下氨基酸配方口感较差,但配方成分更为纯净,渗透压更低。添加辅食后的 CMA 幼儿同时需注意饮食中添加了牛奶的制品,如面包、蛋糕、奶糖等仍需要规避。

8. 母乳喂养的 CMA 患儿

（1）轻症 CMA:建议继续母乳喂养,并嘱母亲同时规避奶制品摄入,服用钙补充剂,继续纯母乳喂养,定期评估生长发育情况及过敏症状。若母亲单纯规避牛奶无效,且患儿病情不严重,则继续母乳喂养,并嘱母亲开始规避易致敏的全部 8 大类饮食。若母亲 8 大类饮食均规避后仍未完全缓解,则改全氨基酸奶粉喂养以诱导缓解。待症状缓解 1~2 周后,在母亲继续规避 8 大类饮食的基础之上,再重新引入母乳,引入方法同食物再继发试验。母乳不足的部分仍需以氨基酸奶粉做补足。

（2）重症 CMA:建议立即停母乳,改全氨基酸配方诱导缓解。诱导缓解后 2~4 周,在母亲严格规避 8 大类饮食 2 周以上的基础之上,可尝试母乳再引入。引入失败者,可再次全氨基酸配方诱导缓解,再以相同方法进行母乳第二次再引入尝试。母乳不足的部分仍需以氨基酸奶粉做补足。两次母乳再引入均失败的患儿,母乳成功保留的概率将极低。CMA 患儿的营养管理流程,见图 3-3。

9. 定期营养随访　CMA 患儿需要定期进行生长发育及营养状况的评估,随着婴幼儿成长,大部分患儿在 3~6 岁后过敏情况会逐渐消失。

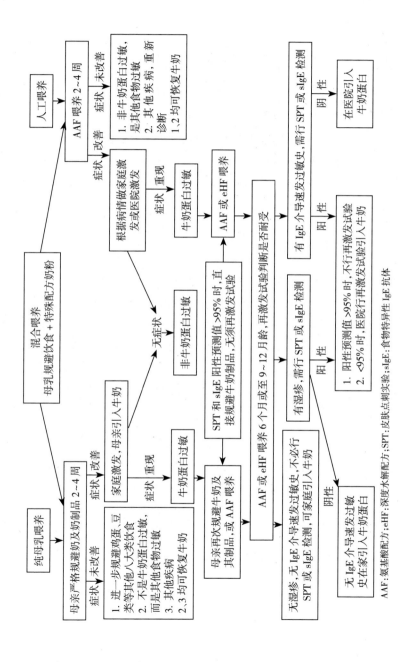

图 3-3 牛奶蛋白过敏营养管理流程

AAF：氨基酸配方；eHF：深度水解配方；SPT：皮肤点刺实验；sIgE：食物特异性 IgE 抗体

（二）抗过敏药及皮肤科外用药

抗过敏药物治疗主要用于严重湿疹的患儿。对于腹泻、便血、呕吐、便秘等消化道症状，常规抗过敏药物一般无效。对于重症湿疹患儿可使用抗过敏药物，如氯苯那敏、氯雷他定等协助缓解瘙痒。湿疹的皮肤科用药主要以保湿隔离霜为主，部分重症患儿可使用激素类药物局部涂抹。还可以口服钙剂或维生素C 等，以减少血管渗漏及组织渗出。

（三）激素类用药

对于重症胃肠道黏膜损伤、严重腹泻与便血、炎症指标高的患儿，在充分抗感染及排除感染因素的情况下，可在医生指导下，使用甲泼尼松或泼尼松等激素类药物治疗，剂量 1mg/（kg·d），使用 1 周至 1 个月，根据病情决定疗程及维持时间。

● 七、预后

CMA 患儿一般情况下预后良好，随着消化道黏膜屏障及皮肤屏障的发育健全，多数患儿在 1 岁以后病情会有显著改善，这也是推荐特配奶粉维持至 1 岁以后再降档的原因。3~5 岁后绝大多数患儿的临床症状能基本消退，并逐渐对牛奶蛋白达到口服免疫耐受。CMA 患儿在婴幼儿期需要定期随访，以了解生长发育情况及营养状况，以便及时地进行干预及饮食个体化调整。

八、诊疗流程图

牛奶蛋白过敏诊疗流程，见图 3-4。

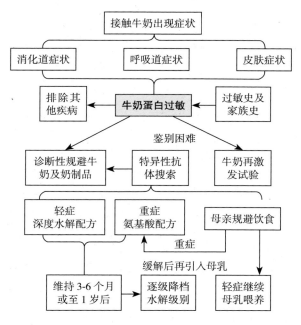

图 3-4　牛奶蛋白过敏症诊疗流程

第四章

乳糖不耐受

一、概述

乳糖不耐受（lactose intolerance,LI）也叫乳糖不耐受症,是因肠道内消化乳糖的乳糖酶缺乏、分泌减少或活性降低,在乳糖摄入量超过耐受能力时,不能被完全消化、降解及吸收,诱发非感染性腹泻、腹胀、腹痛、肛门排气多等症状。其包括乳糖酶缺乏症（数量不足或活性低下）及乳糖吸收不良（lactose malabsorption,LM）两大部分主症。食物过敏性疾病儿童,常因慢性肠道免疫损伤,分泌乳糖酶的小肠绒毛上皮损伤,而继发乳糖酶降低,故乳糖不耐受常是食物过敏症的伴同病。

二、病因和发病机制

（一）乳糖与乳糖酶的生理机制

1. 乳糖与婴儿饮食的关系　乳糖是婴儿期最重要的碳水化合供能物。乳汁是早期婴儿唯一的饮食来源,乳糖则是人类及哺乳动物乳汁中含量最高且最重要的碳水化合物,为婴儿提供最大比例的碳水化合物供能,对维持恰当的碳氮能量配比很重要。母乳中乳糖占总碳水化合物比重的 90% 左右。市售的常用婴儿配方奶中,乳糖约占碳水化合物比重的 60%~80%。乳糖在乳制品中的含量尤为高。一些高甜度的水果中乳糖含量也较高,因而摄入过多的高甜度水果,也能诱发乳糖不耐受症状。

2. 人体乳糖代谢　乳糖进入肠道后,被小肠分泌的乳糖酶分解为葡萄糖及半乳糖,进而被吸收入血为人体提供能量。

3. 乳糖对婴儿发育的重要性 乳糖除了提供机体能量外,对婴儿肠道绒毛发育也有促进作用。同时乳糖还是重要的益生元,其分解生成的葡萄糖和半乳糖可以快速形成低聚糖,具有"双歧因子"样作用,利于肠道有益菌群生长,对肠道益生菌群的发育与建立有重要辅助作用。乳糖分解产生的半乳糖能促进脑苷和黏多糖的合成,对促进婴幼儿智力发育及神经系统发育必不可少。同时,乳糖还能促进钙质吸收。出生后 1 000 天是婴幼儿大脑发育与体格发育的高峰期,此时若乳糖酶缺乏,使奶液中乳糖吸收不良及营养摄取不足,会导致婴儿不可逆的脑损伤。

4. 乳糖酶表达的发育期演变与不持续现象 乳糖酶在胎儿妊娠 8 周时开始逐渐增加。直到妊娠晚期,胎儿的小肠才发育出产生乳糖酶的细胞,早产儿因产生乳糖酶的小肠细胞尚未发育成熟,会出现乳糖酶水平低下。足月新生儿出生时,小肠乳糖酶分泌水平达到峰值,这为新生儿以乳汁为唯一饮食创造了必要条件。婴儿出生数月后,随着辅食添加,乳糖酶从基因层面开始出现表达下调,乳糖酶活性将逐渐降低,甚至消失,这种乳糖酶基因层面的表达下调机制称为"乳糖酶不持续现象",这是成年饮食结构转变及人类世代饮食习惯导致的"基因选择性表达下调"。因此,成人在摄入乳制品后出现乳糖不耐受症状较为普遍。

5. 乳糖酶生理作用特性 乳糖酶的本质是一种催化酶,其催化具有专一性与高效性,即乳糖酶只能分解乳糖,且催化效率是无机催化剂的 $10^7 \sim 10^{13}$ 倍。从理论上讲,酶在反应前后是不被消耗的,不会有质和量的变化。但实际上在人体中,乳糖酶的催化分解效率受多种因素影响,如乳糖酶表达数量、酶活性、底物浓度、酸碱 pH 值、温度、作用时间、消化液干扰、胃酸降解破坏等,均可影响乳糖酶含量及活性。

6. 乳糖酶的分泌部位　小肠尤其是空肠黏膜表面的微绒毛是乳糖酶分泌的唯一部位,尤其是绒毛顶端的刷状缘细胞是分泌乳糖酶的最主要部位。因此,但凡引起小肠黏膜绒毛结构损伤的疾病均可导致继发性的乳糖酶缺乏。

(二)乳糖不耐受发病机制

1. 形成肠腔内高渗透压　当小肠黏膜乳糖酶原发性分泌不足或继发性微绒毛损害,导致乳糖酶分泌量减少或活性降低,乳汁中乳糖不能被人体完全消化和分解,残余的大分子乳糖在肠腔内形成高渗透压环境,相对低渗的血液循环及细胞间液渗透入肠腔内,形成大量稀水样大便,引起渗透性腹泻。因此,患儿大便常为稀水便,水分及电解质丢失多,一般无脓便及血便。

2. 细菌酵解产酸产气　不能被人体利用的多余乳糖,在肠腔内被细菌酵解,产生氢气、二氧化碳、甲烷等气体,导致肠腔内气体及水分积聚,导致肠胀气,肛门排气多,肠蠕动增加。酵解过程中也产生短链脂肪酸、乳酸等酸性发酵产物,刺激肠蠕动,产生一系列胃肠道及全身症状,导致患儿烦躁不安,并可能诱发肠痉挛及绞痛。酸性发酵产物会刺激患儿肛周皮肤,导致肛周充血发红甚至糜烂,大便 pH 值降低,呈酸性大便。乳糖不耐受的发病机制,见图 4-1。

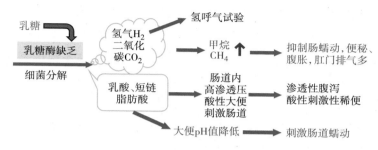

图 4-1　乳糖不耐受的发病机制

3. 乳糖摄入量超过耐受阈值　乳糖不耐受不同于食物过敏,食物过敏哪怕接触微量的致敏抗原也会产生症状。乳糖不耐受不是全和无的概念,患儿不是一点点乳糖都不能耐受,而是有一定的耐受阈值,超过耐受阈值即可引起症状。乳糖的耐受阈值个体差异较大,并与摄入乳糖量、小肠残存乳糖酶分泌量、酶活性、胃排空速度、胃酸分泌量、肠道菌群发酵作用大小、机体当时具体状态、实时心情状况等相关。一般而言,症状严重程度与进食的乳糖含量呈正相关。因此,部分患者能够耐受一定量的乳制品,过量食用即会出现症状。

(三)乳糖不耐受的影响因素

1. 先天因素

(1)年龄因素:随着年龄增长,乳糖不耐受发病率会逐渐增加,这与婴儿断奶后,成人奶制品摄入减少,乳糖酶从基因层面表达减少有关。乳糖酶缺乏在正常成人是世界性的普遍现象,全世界约 70% 的人存在不同程度缺乏。大部分成人因乳制品摄入不多而不出现症状,仅在大量摄入乳制品时才出现短暂胃肠不适。因此,在以乳汁为唯一饮食的婴儿中,乳糖酶缺乏导致的腹泻反而显得更为常见。早产儿因产生乳糖酶的小肠细胞尚未发育成熟,也是乳糖不耐受的高发人群。在不同国家的发病高峰年龄段有所不同,我国 87% 的儿童乳糖不耐受发生在 7~8 岁。

（2）种族差异性:乳糖不耐受有种族和年龄差异,但无性别差异。中国人是乳糖吸收不良和乳糖不耐受的高发人群。乳糖不耐受在远东人群中高发。而以牛奶、奶制品为主导食物的北欧人在成年期乳糖酶活性并不下降。黄种人和黑种人发病率均高于白种人。乳糖酶基因是否持续表达与种族差异、文化差异、饮食习惯等因素有关。

（3）特定基因与食物过敏易感性:食物过敏因导致肠道黏膜免疫性损伤、慢性小肠微绒毛结构破坏,因此乳糖不耐受也常是食物过敏儿童的伴同症。如丝聚蛋白基因的功能丧失突变与花生等食物过敏有关,*Filaggrin* 基因突变与食物特异性 IgE 阳性有关,*STAT6* 基因的多态性与牛奶不耐受及坚果过敏有关,这些基因缺陷的患儿,也是继发性乳糖不耐受的高发人群。

2. 后天因素

（1）导致肠黏膜继发受损的因素:各种感染、轮状病毒肠炎、乳糜泻、炎症性肠病、腹部放疗、化疗、小肠手术、药物损伤等,均可导致小肠黏膜受损,小肠微绒毛结构损伤,乳糖酶分泌减少而致乳糖消化吸收能力下降。此类继发性乳糖不耐受占发病儿童的绝大部分比例,多数患儿会随着原发病恢复而逐渐恢复。食物过敏相关性小肠损伤,如食物蛋白诱导的肠炎、嗜酸细胞性胃肠疾病等也常伴发乳糖不耐受。

（2）生活方式与喂养方式：食物的处理方式也会影响乳糖的消化吸收，如食物加热处理会帮助降解部分乳糖，进食温热食物有利于消化道分泌更多乳糖酶。少量多次地进食温热乳制品，有利于提高乳糖耐受阈值。且心情状况及机体当时状况也会影响乳糖耐受阈值，如感冒、肺炎等疾病期间、心情低落时、冬季严寒期，乳糖的耐受阈值也会降低。

三、临床特征

（一）常见临床症状

乳糖不耐受的个体耐受阈值及临床症状差异较大。部分患儿能够耐受一定量的乳制品，且跟机体当时具体状态有关。

1. 腹泻　是婴儿期乳糖不耐受最常见的症状。典型大便是黄色稀水蛋花汤样便，带泡沫及酸臭味，有奶块。婴儿腹泻次数由每天数次至十余次不等。部分患儿大便总量不多，但有频繁漏稀便。年长儿则常在进食乳制品后不久出现腹痛不适伴短暂泻稀便 1~2 次，解便后腹痛立即好转。严重者可发生脱水、酸中毒及电解质紊乱。

2. 腹胀及肛门排气多　大部分患儿肠道气体多，腹胀、肠胀气、肠鸣音活跃、肛门排气多。部分重症患儿甚至会因为长期腹胀，被怀疑为先天性巨结肠而就医。

3. 反流呕吐症状　部分婴幼儿伴有呕吐、反奶、恶心干呕、打嗝、嗳气等反流症状。部分患儿有口气，酸臭味重。

4. 大便性状改变　少数患儿大便频次不一定增多，但单次大便量多、蛋花汤样便、水分多、酸臭味重、泡沫多、奶块多,因酸性大便刺激肛门,常有少量漏便或污粪在尿布上。

5. **腹痛及肠绞痛** 是导致患儿烦躁不安及影响夜间睡眠的重要原因。常发生在饮奶后不久或腹泻前,排便排气后好转。患儿烦躁哭吵时常有肠鸣亢进,可伴反奶及呕吐。

6. **便秘** 乳糖不耐受患儿多数表现为腹泻症状,但极少部分患儿因细菌酵解乳糖释放过多甲烷气体,甲烷会抑制肠蠕动,减缓结肠传输速度,而单纯表现为便秘症状。但绝大多数情况下,患儿以腹泻作为主导症状,也有腹泻便秘交替者,此类患儿经常会被诊断为肠易激综合征。

7. **非特异性全身症状** 乳糖不耐受患儿因腹部不适,好烦躁哭吵,家属经常以带养困难作为主述而就诊。长期慢性腹泻患儿,会伴有生长发育迟缓、营养不良、慢性脱水、维生素 D 低下等症状。多数患儿无发热及脓血便等感染征象,但继发肠道感染时例外。

(二) 乳糖不耐受的分类

一般分为三种类型:先天性、继发性、成人型乳糖酶缺乏。

1. **先天性乳糖酶缺乏** 此种类型非常罕见,新生儿原发性乳糖不耐受多数属此类。此型是乳糖酶先天缺乏或活性不足引起,发生率与种族和遗传有关,属于常染色体隐性遗传。此类患儿往往病情较重,但症状轻重取决于具体的个体酶缺乏程度及酶活性程度。但需注意在出生早期,不少新生儿尤其是早产儿,由于肠黏膜发育不成熟及乳糖酶活性暂时性发育低下,乳糖不耐受症状是暂时性的,不一定都是先天性乳糖酶缺乏。

2. 继发性乳糖酶缺乏　此型为婴幼儿期最常见的类型,多发生在急性肠炎后,肠绒毛顶端受损而出现酶缺乏。待病程后期肠道绒毛上皮向上生长至顶端,恢复足量乳糖酶分泌后症状方消退,一般需数周至 2 个月不等。所以肠炎后的消化功能完全康复,并非很多家属认为的 1~2 周即可痊愈。乳糖不耐受还可继发于各种肠道慢性感染、克罗恩病、食物蛋白诱导的肠炎等导致的肠道绒毛受损,此类患儿因有基础疾病,肠道黏膜修复速度更慢,一般需数月。

3. 成人型乳糖酶缺乏　此型也叫原发性乳糖酶缺乏,是所有年龄阶段人群中最常见、发病率最高的类型,是人类世代饮食习惯导致的乳糖酶基因表达下调,即乳糖酶基因不持续性表达导致的。表现为随年龄增长,乳糖酶活性逐渐下降,甚至消失,引起乳糖不耐受及乳糖吸收不良。成人型乳糖酶缺乏是基因控制的酶活性降低,一般在成年期以后持久存在。

(三)体格检查

腹胀、肠胀气、肠型显现、肠鸣亢进是最常见体征。合并发育障碍及脱水的患儿,会有营养不良及急慢性脱水征象。若不合并食物过敏,患儿常无明显湿疹。

(四)并发症

1. 急性并发症　急性腹泻可能造成急性脱水、代谢性酸中毒、电解质紊乱等情况。反复慢性腹泻可进一步加重肠道损伤及营养不良,形成恶性循环。

2. 慢性并发症　慢性腹泻患儿常导致生长偏离、发育迟缓及营养素丢失。如佝偻病、慢性贫血等疾病发生率高于正常儿童。

● 四、辅助检查

(一) 实验室检查

1. 尿半乳糖测定　此法诊断乳糖不耐受存在诸多弊端，检测结果不够精准，易出现假阳性及假阴性，缺乏实际临床参考意义，故临床上很少开展。①检测原理：体内有乳糖酶时，乳糖会被分解为葡萄糖和半乳糖。试验在摄入一定量的乳糖后，若在尿中检测到半乳糖，则判断乳糖酶充足，为乳糖不耐受阴性。反之，尿液中未检测到半乳糖，则判定乳糖酶缺乏。此方法需定时定量地采集儿童小便，这在小婴儿操作较困难。②假阴性：当乳糖酶部分性缺乏时（并非完全缺陷，此种情况在临床上更为多见），尿中仍能检测出半乳糖，此时会被误判为假阴性，导致判断错误。③假阳性：当婴幼儿在无乳糖配方奶喂养时，尿液中就检测不到半乳糖，此时会被误判为阳性。且指令性的保证婴幼儿在固定时间内完成定量的乳糖摄入，在临床上是较难执行的。

2. 氢气呼气试验　原理是未分解的乳糖在肠道内被细菌酵解，会产生一定量的氢气，氢气被吸收入血并经肺排出，测定呼出氢气水平，可间接反映乳糖消化吸收情况。方法为：儿童2g/kg（最大25g），成人20~25g乳糖，测定基线氢气呼出值。摄入乳糖后30分钟再测定氢气呼出值。3小时内氢气呼出浓度大于基线 20ppm 可判定为乳糖不耐受。检测前一晚需避免摄入膳食纤维(会增加氢气呼出值),试验前 2 小时及收集气体时需避免剧烈运动。此法看似无创伤性,但儿童执行起来非常困难。因继发性乳糖不耐受以婴幼儿期最常见,婴幼儿合作配合度差,好动不安分,无法安静地全程收集气体,多次、多时段的气体标本收集困难,且儿童不能配合吹气动作,气囊收集器又存在漏气不准确的情况。因而此项检查在儿童很难准确无误地执行。

3. 乳糖耐量试验 口服一定量的乳糖后(成人 50g,儿童 2g/kg),在 0、60、120 分钟检测血糖水平,血糖水平增加小于 200mg/L(1.1mmol/L)可诊断乳糖不耐受。此方法假阳性率高,特异性差,且需要多次反复抽血检查。儿童抽血困难且抗拒强烈,因此在儿童几乎不可执行。此方法在成人基本已被氢呼气试验取代。

(二)大便检查

1. 大便常规检查 大便以水分为主,一般无脓细胞、吞噬细胞及红细胞。肠道病毒抗原检测如轮状病毒、腺病毒、诺如病毒等检测,有助于病毒性肠炎继发乳糖不耐受的诊断。大便培养对于细菌感染及真菌感染性腹泻有鉴别意义。

2. 大便 pH 值检测 乳糖不耐受患儿的大便 pH 值降低,呈酸性,但此检测参考意义有限。一般通过病史询问,大便酸臭味重即可大致了解酸碱度情况。临床还存在影响粪便 pH 值的诸多因素:①感染因素,使用广谱抗生素治疗可能会影响粪便 pH 值结果;②操作因素,检测要求选取新鲜粪便立即测量,儿童新鲜粪便收集及送检有难度；③试纸因素，不同检测试纸准确性不同；④还有其他引起大便 pH 值酸性的原因，检测结果必须密切结合临床症状分析。因此，临床上医生多采用诊断性乳糖规避治疗，观察症状改善，似乎显得更为实用有效。

（三）病理活检

小肠黏膜活检是检测乳糖酶缺乏的金标准，内镜检查下肠道黏膜活检，对于明确肠道黏膜损伤及微绒毛病变有积极意义。但肠黏膜活检是内镜诊疗下的有创性检查，仅适用于慢性、难治性腹泻、鉴别诊断困难的重症儿童。且给小婴儿胃肠镜检查家属接受度差，不可常规性广泛开展。

● 五、诊断与鉴别诊断

（一）诊断标准

1. 临床症状提示　婴儿以腹泻为主症，伴有哭闹烦躁、呕吐、大便酸臭、肠鸣活跃、肠胀气、腹部不适、肠绞痛等表现者，症状与乳糖摄入相关性强，需考虑到乳糖不耐受可能，故详细的病史询问最为重要。

2. 实验室检查提示　尿半乳糖测定、氢气呼气试验、乳糖耐量试验、大便 pH 值检测等均因在儿童检测困难或检测意义不大，只能作为参考，或很难常规性开展。

3. 诊断性饮食规避　对于病史疑诊者，诊断性规避乳糖治疗是最直接简单的诊断方法。婴儿改去乳糖配方奶粉后，症状常在 1 周内很快消退,再次摄入含乳糖普通配方奶或改回母乳喂养后,再次出现腹泻、腹胀等相同症状,即可诊断乳糖不耐受。

(二)鉴别诊断

1. 牛奶蛋白过敏 牛奶蛋白过敏的患儿经常也以慢性腹泻作为主要症状。因肠道过敏性免疫损伤,患儿也常合并不同程度的乳糖不耐受。仅以腹泻为主症、不伴便血的牛奶蛋白过敏婴儿,鉴别诊断会有较大困难。这些患儿乳糖不耐受及过敏免疫损伤兼而有之,改腹泻奶粉后症状会有部分好转,极易混淆诊断。单纯乳糖不耐受婴幼儿一般不会出现便血及湿疹,对于规避乳糖后症状仍反复波动者,密切随访观察尤为重要。必要时可更换深度水解奶粉无乳糖配方诊断性治疗,或用无乳糖整蛋白奶粉做牛奶蛋白再激发试验协助诊断。

2. 食物蛋白诱导的直肠结肠炎 当此类患儿在尚未出现便血的疾病早期,仅以腹泻、呕吐、腹胀作为主症,同乳糖不耐受鉴别较困难。因食物过敏患儿常有湿疹、过敏性皮炎、过敏性鼻炎、过敏家族史等过敏提示症状,详细的病史询问及食物特异性 IgE 及 IgG 抗体等检测有助于鉴别诊断。

3. 婴儿肠绞痛综合征 是婴儿期功能性胃肠病中的一种疾病,常见于 3 个月以下婴儿,在 3 个月内反复发作。其原因不明,可能与胃肠运动功能发育不健全有关。轻症隐匿性乳糖不耐受及轻症牛奶蛋白过敏也是婴儿肠绞痛的常见病因。因此,对此类患儿可给予低乳糖部分水解配方奶粉喂养,进行诊断性治疗,很多患儿改用低乳糖部分水解配方后,症状能够得到明显缓解。

● 六、治疗

(一) 治疗原则与治疗目标

不同于食物过敏需完全规避致敏食物,乳糖不耐受可以通过控制乳糖摄入量来缓解症状。原则是减少乳糖摄入,而非严格限制乳糖摄入。症状轻微的可采用低乳糖配方奶、酸奶(发酵过程会将乳糖部分酵解)或豆浆暂时替代。乳糖不耐受症的治疗目标是消除症状,同时避免营养缺乏。对于成人型原发性乳糖酶缺乏,建议减少乳糖(乳制品)摄入,但并非严格禁止。对于先天性乳糖酶缺乏则应终身禁食乳糖(乳制品)。对于继发性乳糖不耐受,首要的治疗是针对原发病诊治,促进肠道黏膜修复及乳糖酶再分泌。

(二) 饮食规避与饮食调整

1. 常用的去乳糖与低乳糖配方奶

(1) 去乳糖整蛋白配方(临床上常称为腹泻奶粉):常用于急性肠炎后继发性乳糖不耐受患儿,此类患儿无牛奶蛋白过敏症,单纯去乳糖配方即可缓解症状。但乳糖对婴儿生长发育非常重要,去乳糖配方的碳水化合物供能不足,蛋白/碳水化合物的氮/碳比值不良,婴儿长期单独服用会导致营养不良,并阻碍大脑发育、骨骼发育及肠道菌群建立健全,导致生长发育滞后。故无乳糖配方奶一般使用时间不宜超过 14 天。待肠道黏膜修复后 1~2 周内,应逐渐转换为含乳糖配方。对于急性肠炎后继发性乳糖不耐受者,因病程较短,也可暂时性短期内使用大豆奶粉、米或面制品替代乳汁，但因蛋白营养成分不足，不宜久用。

（2）部分水解低乳糖配方：此配方用于腹泻继发肠道损伤、恢复较慢的婴儿。对肠绞痛、功能性消化疾病、轻症乳糖不耐受合并轻症食物过敏的患儿也疗效良好。因人体乳糖酶的分泌特性是数量最少、发育最晚、最易受损、恢复最慢，所以在无乳糖配方使用 14 天后，很多严重肠炎的患儿自身的乳糖酶分泌仍未能完全恢复，这会导致转换全乳糖配方失败，此时以部分水解低乳糖配方作为暂时性过渡期治疗，是很好的选择。低乳糖配方的乳糖含量通常是常规全乳糖配方的 20%~30%，对可部分性耐受低剂量乳糖的患儿是最佳选择。

（3）深度水解奶粉和氨基酸奶粉：因牛奶蛋白过敏儿童常合并继发性乳糖不耐受，水解级别较深的特殊配方奶粉多数都是无乳糖配方。这些特殊配方奶粉是经优质牛奶蛋白降解，能确保足量蛋白供给，并以葡萄糖等其他碳水化合物替换了乳糖，通过特殊调配达到最佳碳/氮比值，以保证蛋白质、碳水化合物协调供能，并含有婴儿正常所需的全部矿物质和维生素。因此，尽管深度水解及氨基酸配方中不含乳糖，却可以长期作为婴儿唯一饮食。此类特配奶粉价格昂贵，多用于重症患儿，如各种重症疾病导致的严重肠道损伤、重症牛奶蛋白过敏合并乳糖不耐受、新生儿及早产儿严重喂养不耐受等。对于单纯乳糖酶缺乏的儿童没有必要采用深度水解及氨基酸配方：一方面价格昂贵，增加经济负担，浪费母乳；另一方面还会因口感苦涩，导致婴儿食欲缺乏，反而影响营养发育。各种不同乳糖含量的配方奶，见表 4-1。

2. 饮奶方式及食物加工方式调整 乳糖不耐受患儿的临床症状与进食乳糖量呈正比，因此可采用少量多次摄入乳制品

表 4-1 常用不同乳糖含量的配方奶粉

奶粉配方类型	整蛋白含乳糖	整蛋白无乳糖腹泻奶粉	部分水解含乳糖	部分水解低乳糖	深度水解含乳糖	深度水解无乳糖	氨基酸无乳糖
乳糖含量	乳糖占总碳水化合物比重60%-80% (6-7)g/100ml 5g±/100g	无乳糖 乳糖含量<0.5g/100g	乳糖占总碳水化合物比重60%-80% (6-7)g/100ml 5g±/100g	乳糖含量≤1.5g-2g/100g,比常规配方减少60%~80%	乳糖占总碳水化合物比重60%-80% (6-7)g/100ml 5g±/100g	无乳糖 以其他碳水化合物替代乳糖 麦芽糖糊精 马铃薯淀粉	无乳糖 含适量碳水化合物 葡萄糖浆
蛋白水解程度	整蛋白 未水解	整蛋白 未水解	小分子乳蛋白和肽段	小分子乳蛋白和肽段	深度水解短肽结构	深度水解肽结构	氨基酸 无致敏性
针对人群及适应证	正常婴幼儿	迁延性、慢性腹泻考虑原发性及继发性乳糖不耐受婴幼儿	轻症牛奶不耐受,过敏家族史的高风险婴儿 用于预防过敏	轻度乳糖不耐受伴轻症牛奶过敏胃肠损伤 功能性胃肠病	牛奶过敏无乳糖不耐受 牛奶过敏伴便秘	牛奶过敏伴乳糖不耐受	重症牛奶过敏及多种食物过敏,严重肠道损伤

方式,以增强肠道对乳糖的适应性及耐受性。如从 30ml 起始,多次饮奶,逐渐增加剂量,或与馒头、面包等固体食物搭配食用。牛奶加热处理有助于乳糖降解,温热奶有利于消化吸收,应避免空腹饮用冷牛奶。也可选用发酵乳(酸奶,乳糖已部分酵解),可减轻肠道乳糖不耐受症状。

3. **继续添加或增加辅食量** 常规固体辅食中乳糖含量较低,可采用增加辅食量、降低乳液摄入量来减少乳糖不耐受症状。让幼儿更多通过辅食供能,减少牛奶摄入,逐渐向成人饮食类型转换。

4. **母乳喂养婴儿的乳糖不耐受补充乳糖酶** 应在继续母乳喂养情况下,补充乳糖酶滴剂缓解症状。

(三)乳糖酶补充治疗

1. **商品乳糖酶的概况与缺陷** 乳糖不耐受最重要的病理改变是乳糖酶缺乏或活性低下,从理论上而言,补充乳糖酶是最佳选择。但乳糖酶口服时,其活性易被胃酸破坏,酶活性在体内受影响,导致效价大为降低。同时,乳糖酶使用方法考究,用法不当会导致疗效大降;且乳糖酶造价成本高,价格较昂贵;需要餐餐不漏地使用,家长很难坚持长期每餐用药。这些都导致乳糖酶的病患疗效反馈不佳,也难以广泛、长期地坚持使用。

2. **商品乳糖酶的分类** 微生物发酵是乳糖酶的主要来源,酵母菌和真菌是商品乳糖酶的重要来源。不同种类的微生物,产生的乳糖酶具有不同的理化特性,根据乳糖酶制剂的最适酸碱度,可以分为中性乳糖酶及酸性乳糖酶两种。

(1)中性乳糖酶:最适 pH 值接近中性的乳糖酶,一个中性酶活力单位标示为 NLU（neutral lactase unit），一个酸性乳糖酶活力单位标示为 ALU（acid lactase unit）。其最适 pH 值为 6.8，与奶液 pH 值接近。故与奶液亲和度高，在中性奶汁中活性较高。但在体内作用时，难以通过胃酸环节，大部分会被胃酸降解破坏，而严重影响疗效。

（2）酸性乳糖酶：最适 pH 值为酸性的乳糖酶。其最适 pH 值为 3.5~5.0。因此，酸性乳糖酶无论是在中性奶液中，还是在偏碱性小肠中，都不是在最适 pH 值及最适温度下进行酶促反应，所以此类产品多通过提升酶浓度来提升酶促反应。因此，不能简单认为酶浓度高的产品效价就一定高，需要看乳糖酶产品的最适酶反应条件。两种类型的乳糖酶比较，见表 4-2。

表 4-2　中性乳糖酶及酸性乳糖酶的比较

来源	乳糖酶性质	最适 pH 值	最适作用部位	酶活性单位	最适反应温度
人体自身乳糖酶	中性乳糖酶	6.0~7.0	小肠局部分泌，在小肠局部起作用	NLU/g	25~55℃（正常体温）
乳酸克鲁维酵母菌	中性乳糖酶	6.0~7.0	体外中性奶汁中催化最佳；体内难以通过胃酸降解破坏环节	NLU/g	35~45℃（接近体温）
黑曲霉	酸性乳糖酶	3.5~5.0	体外中性奶汁中催化不良；胃内过酸及小肠内过碱，活性均下降	ALU/g	55~65℃（偏高温）

续表

来源	乳糖酶性质	最适pH值	最适作用部位	酶活性单位	最适反应温度
米曲霉菌	酸性乳糖酶	4.0~5.0	体外中性奶汁中催化不良；胃内过酸及小肠内过碱,活性均下降	ALU/g	50~55℃（偏高温）

3. 乳糖酶的效价影响因素　理论上乳糖酶作为一种催化剂,可以反复起作用,在反应前后理论上是不被消耗的,即没有质和量的变化。若反应时间足够长,一分子乳糖酶可以反复发挥分解作用,直至将乳糖全部分解,这与乳糖量/奶量无关。乳糖酶作用时间越长、酶数量越多,对乳糖的分解就越彻底,理论上所有的乳糖酶产品都遵循这一作用机制。但实际上,乳糖酶制剂的疗效与产品浓度含量、等待分解时间、奶量多少、酶在胃肠道内被破坏、酶活性最适条件等有关。

（1）催化等待时间：酶作用时间越久,对乳糖的分解越彻底。让婴儿在饥饿哭吵时长时间地等待乳糖酶降解乳糖,是不现实的。因此,在短时等待的情况下,乳糖酶用量随奶量增加而增加,酶用量越大,等待时间越短。

（2）乳糖酶浓度含量与底物的剂量关系：理论上讲,酶的数量越多,分解作用越强。酶含量越高的产品,对用量的要求越低。在相同作用环境、相同乳糖酶数量下,底物浓度与分解率呈反比,即底物浓度越高,对酶的数量和活性要求越高。一般而言,婴儿单顿奶量相差不大（90~150ml）,乳糖酶含量为1%的产品,建议用量为每顿4~8滴,已足够分解150ml奶液中乳糖。因此常规情况下,奶量上的差异基本可忽略,乳糖酶给药量不需要根据奶量调整。但若奶量远远超出以上范围,乳糖酶用量应随着奶量的增加而做调整。乳糖酶的用量与婴儿的月龄或体重没有直接关联,而与婴儿乳糖酶缺乏程度及喂奶量有关。需注意的是,酸性乳糖酶和中性乳糖酶因其酶活性单位不同,酸性乳糖酶单位是 ALU,中性乳糖酶单位是 NLU,二者分子量也不同,故不可简单粗暴地通过单位数值对比二者浓度高低。

（3）来源及制造工艺对酶活动的影响:不同菌种来源的乳糖酶,对发挥其最高活性的作用环境要求不同。不同乳糖酶产品的活性还受制作工艺、辅料、添加剂等的影响。故不同的乳糖酶产品可能存在较大的疗效差异。

（4）消化道内 pH 值影响:来源于不同菌种的乳糖酶,在各自特定的 pH 值条件下发挥其最高活性,偏离这个特定的 pH 值,无论过酸还是过碱性环境,乳糖酶活性都会下降,甚至灭活,影响乳糖分解作用。婴幼儿禁食状态下胃 pH 值为 2.8 ± 0.9,喂奶 30 分钟后胃内 pH 值为 6.4 ± 0.6。婴幼儿禁食状态下小肠内 pH 值为 7,喂奶 30 分钟后小肠内 pH 值为 6.5。中性乳糖酶最适 pH 值为 6.8,因此在中性奶汁中体外催化效果最好,在体内则难以通过胃酸降解灭活环节。酸性乳糖酶最适 pH 值为 3.5~5.0,在中性奶汁中体外催化活性不高,酸性乳糖酶虽能部分性通过胃酸环节,但在胃内对之而言环境过酸,在小肠内环境又过于偏碱性,不适的 pH 值环境均会抑制酸性乳糖酶活性。这也是乳糖酶制剂在患儿家长中的疗效反馈不佳的重要原因。

（5）催化反应温度影响:来源于不同菌种的乳糖酶,在不同温度条件下发挥其最高活性,低温会降低乳糖酶的活性,但随着温度回升,乳糖酶活性会逐渐恢复。过高温度会严重破坏乳糖酶活性,甚至灭活,因此在体外酶催化时,过高温地加热奶液,会破坏酶活性。人体肠道温度的基线值在 37℃,运动后可以达到 40℃。中性乳糖酶最适温度 35~45℃较接近体温,而酸性乳糖酶最适温度 50~65℃,在体内催化时酶活性不高。

4. 乳糖酶制剂的使用方法

（1）体外降解与体内分解:乳糖酶滴入奶液后,对乳糖进行体外分解,等待的时间越长,乳糖分解越彻底。30 分钟后乳糖酶已基本完成分解过程,其余后续操作将不再影响分解乳糖效果。瓶喂者将乳糖酶加入奶液,静置 15~30 分钟后再喂服。滴入乳糖酶超过 30 分钟的奶液,乳糖已充分降解,若奶凉了可巴氏消毒加热或高温加热。相较起来,无论是配方奶还是母乳,体外分解一定是更好更彻底的。但家长很难预估婴儿饥饿时间并预先准备,故多数情况下乳糖酶体外作用时间不够。在等待时间不足的情况下,增加乳糖酶剂量是唯一方法。母乳喂养时,体外分解一定是更好更彻底的,但母亲很难坚持每顿都挤出乳汁来体外酶催化。考虑到操作上的便利度,可以先挤出部分母乳滴入乳糖酶,或先喂几口奶后将乳糖酶滴入婴儿口腔中,乳糖酶在少量奶液的包裹下进入人体小肠内对乳糖进行体内分解。

（2）母乳喂养的乳糖酶给药方法:母乳喂养婴儿可口腔内滴入乳糖酶,需注意滴药后尽快喂奶,或先喂几口奶再滴乳糖酶,尽量使乳糖酶与奶液充分混合后被吞咽,乳糖酶在奶液包裹下,可避免被胃酸破坏,方能到达小肠内发挥乳糖分解作用。母乳亲喂时使用乳糖酶的几种方式,可以视婴儿乳糖酶缺乏相关症状的严重情况及操作便利程度来决定。①母乳全部挤出来后滴入乳糖酶摇匀,静置30分钟后服用,乳糖酶体外分解乳糖会更彻底;②先挤出一汤匙母乳(约15ml),滴入乳糖酶搅拌均匀,先行服用,然后继续正常母乳亲喂;③若母乳挤出有困难,在婴儿吃进母乳约5~6口后,再将乳糖酶滴在婴儿嘴巴里;④或将乳糖酶滴在妈妈乳晕上,让宝宝裹着奶液一起吃进去。

5. 乳糖酶的正确使用方式

(1)随奶服用:乳糖酶必须滴在奶液里充分作用后,再给婴儿喂服,旨在提前将奶液中乳糖分解为半乳糖和葡萄糖。临床上常遇到部分家属按常规服药方式,喂奶前半小时空腹给药,会导致乳糖酶直接被胃酸灭活,且无乳糖底物发挥作用,这直接导致乳糖酶失效。

(2)一顿不落:乳糖酶一定要坚持每顿奶均使用,切忌忽用忽停。临床上经常遇到家属按常用药方式,一日3次空腹给药,是极其错误的用法。

(3)切忌骤停:添加乳糖酶后患儿症状缓解,并非自身分泌乳糖酶已恢复正常,若忽用忽停容易引起症状反复。只有当乳糖酶逐渐减量至停药后,也没有症状反弹,或待患儿小肠绒毛损伤已修复,才算真正的康复。

(4)逐滴减量:当婴儿乳糖不耐受症状改善,应该对乳糖酶做逐滴减量,注意不是减顿数,而逐渐降低每顿用量。如从每顿奶8滴开始,不适现象改善后持续稳定喂养1周,减量1滴,再次改善,再减量1滴,依次循环递减,直至症状完全康复。在减量过程中若症状反弹,可以恢复至减量前滴数。

(5)乳糖酶的保存:没开封的可常温保存,开封后须冰箱冷藏,并于 6 周内服完。很多家长不知道需要冷藏保存,导致开始有效,后期失效。

6. 乳糖酶无效的原因分析　乳糖酶使用无效是很多患儿家长常见反馈,究其原因与乳糖酶本身的体内活性缺陷有关,更大的原因是乳糖酶用法考究、使用方法繁琐、家长难以坚持。对于用药失效的患儿,需仔细分析无效原因:①确认使用时间、方法及剂量是否正确;②有无漏顿、漏餐情况;③确认实际使用方法是否正确;④仔细对比使用前后症状改善情况,任何好转都是"有效"的证明;⑤排除或确定是否真的乳糖不耐受,进一步鉴别诊断。

(四) 腹泻急性期治疗

在急性腹泻期要注意维持水、电解质平衡。对于中重度脱水的婴幼儿必要时需静脉补充水、电解质,避免脱水性休克。

(五) 促进肠黏膜修复及辅助肠功能恢复

对于原发病导致的小肠黏膜损害,一定要积极治疗原发病,并积极补充锌剂、B 族维生素、谷氨酰胺制剂等促进胃肠黏膜修复。对于重症营养不良的患儿,必要时需要辅助静脉营养,以改善整体营养状态。

(六) 益生菌制剂

多种益生菌与机体乳糖酶活性有关,益生菌制剂有利于改善机体乳糖不耐受症状的机制如下:

1. 促进肠绒毛修复　益生菌制剂能促进小肠绒毛上皮细

胞增生,修复病损绒毛上皮,利于乳糖酶分泌的恢复。

2. 益生菌产生乳糖酶　一些益生菌可产生乳糖酶并延缓胃肠排空,减慢肠转运。乳酸菌、芽孢杆菌、大肠埃希菌均可产生乳糖酶。部分益生菌如双歧杆菌、乳酸杆菌、嗜热链球菌,能协助乳糖降解与发酵,降低肠道内乳糖含量,并且只产酸、不产气,不增加肠腔内渗透压,同时增强短链脂肪酸吸收,并能协助延缓胃排空速度,减慢肠转运时间,利于减轻乳糖不耐受的腹泻胀气症状。

3. 酸奶发酵乳制剂　在牛奶中加入嗜热链球菌、保加利亚乳杆菌等制成发酵乳(酸奶),乳糖含量会明显减少,能增加乳制品胃肠道耐受性。这也是部分乳糖不耐受患儿服用酸奶无不适症状的原因。

(七) 营养监测

乳糖不耐受患儿因慢性腹泻、腹胀、呕吐等症状,常合并营养不良。定期的营养监测与随访十分重要。尤其是在无乳糖奶粉转换含乳糖配方失败时,需要详细地指导家长正确添加乳糖酶,以期患儿能获得更多碳水化合物供能。

(八) 治疗新进展

1. RP-G28　是一种高纯度短链低聚半乳糖,能促进小肠内某些具有代谢乳糖能力的细菌数量增加,如增加双歧杆菌、乳酸菌数量,可弥补内源性乳糖酶缺乏症状。RP-G28目前尚在临床试验中。RP-G28的研发是基于"肠道菌群适应"原理,即乳糖不耐受患者若反复食用乳制品,未分解的乳糖在结肠中被微生物分解吸收,会促进结肠厌氧微生物和微嗜氧菌繁殖,诱导微生物产生半乳糖苷酶,进而诱导结肠微生物对乳糖的适应性和耐受性,从微生物菌群角度促进人体内乳糖消化吸收。

2. 基因治疗 乳糖酶的活性受乳糖酶基因调控。有大鼠实验显示,口服携带重组 β-半乳糖苷酶基因的腺病毒载体,病毒载体转染细胞后,70% 的大鼠表现出一定程度的乳糖酶活性。但目前基因治疗尚处于动物实验阶段,尚未在人体实施。

● 七、预后

继发性乳糖不耐受在原发疾病控制后会自行好转,小肠绒毛损伤的修复时间由个人情况而定,一般需数周及数月方能修复。在治疗期间不论以何种食品替代治疗,总的原则是不降低患儿的营养需要,待其可以增加辅食量,并减少母乳或牛乳后,腹泻会逐渐停止,因此绝大多数患儿预后良好。需要注意的是,在患儿快速发育期,保证足够营养支持尤为重要,以免导致不可逆性生长发育受损。先天性乳糖酶缺乏目前尚不能治愈,基因治疗有望从动物实验走向临床,并造福基因缺陷患儿。

● 八、诊疗流程图

乳糖不耐受诊疗流程,见图 4-2。

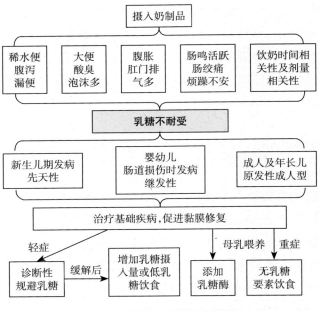

图 4-2　乳糖不耐受诊疗流程

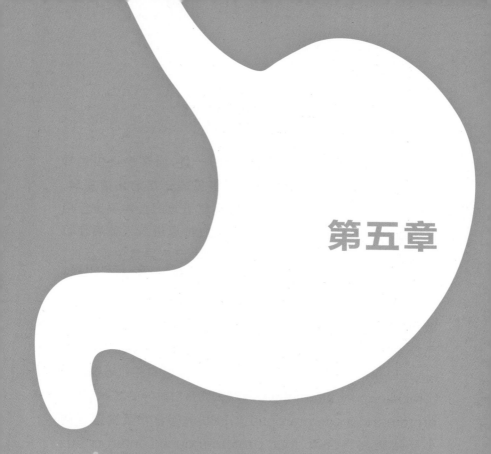

第五章

食物蛋白诱导的
消化道疾病

一、概述

食物过敏是食物不良反应中的一种，而食物蛋白诱导的消化道疾病又是食物过敏中最多见的一组消化道疾病，是指由一种或多种特定食物蛋白抗原引起的食物不良反应及免疫介导性消化道损伤。食物蛋白抗原进入人体后使机体致敏，再次反复进入可诱导机体对之产生异常免疫反应，引起生理功能紊乱和/或组织损伤，反复发作的免疫介导性炎症损伤，会导致一系列胃肠道临床症状。此类疾病大多数是非 IgE 介导或混合介导，单纯 IgE 介导的极少。目前已较为肯定的主要疾病类型包括：①严重过敏反应（severe allergic-immunologic reactions，SAIR）；②口腔过敏综合征（oral allergy syndrome，OAS）；③食物蛋白诱导的肠病（food protein-induced enteropathy，FPIE）；④食物蛋白诱导的小肠结肠炎综合征（food protein-induced enterocolitis syndrome，FPIES）；⑤食物蛋白诱导的直肠结肠炎（food protein-induced proctocolitis，FPIP）；⑥乳糜泻（celiac disease，CD）；⑦嗜酸细胞性食管炎（eosinophilic esophagitise，EoE）；⑧嗜酸细胞性胃肠炎（eosinophilic gastroenteritis，EG）；⑨嗜酸细胞性直肠结肠炎（eosinophilic proctocolitis，EoP）。SAIR 及 OAS 为 IgE 介导，FPIE、FPIES、FPIP 及 CD 为非 IgE 介导，EoE、EG 及 EoP 为混合介导。本节主要阐述 SAIR、OAS、FPIE、FPIES、FPIP 及 CD。EoE、EG 及 EoP 将在第六章嗜酸细胞性消化道疾病中阐述。在食物蛋白诱导的消化道疾病中，儿童以食物蛋白诱导的直肠结肠

炎（FPIP）最为多见，且绝大多数发生于 <1 岁的婴儿，其次是
OAS 在儿童较为多见，SAIR、FPIES、FPIE、CD、EoE 及 EG
均相对较少见。

● 二、病因和发病机制

（一）发病机制

　　食物蛋白诱导的消化道损伤是免疫变态反应性炎症，根
据免疫机制分为三大类，IgE 介导、非 IgE 介导和混合介导
（IgE/非 IgE）。其中以非 IgE 介导和混合介导（IgE/非 IgE）
的最为多见，单纯 IgE 介导的速发型过敏反应较为少见。

　　1. IgE 介导的 I 型变态反应　　I 型变态反应是速发型的过
敏反应，严重过敏反应（SAIR）及 OAS 属于此型。此型过敏
反应是已致敏的机体，在再次接触致敏抗原后，在短时间内发
生的超敏反应。其机制是抗原特异性 IgE 结合到致敏的肥大
细胞、嗜碱粒细胞上，激活脱颗粒反应，释放炎症活性介质，并
进一步激活嗜酸性粒细胞，引起局部或全身炎症反应。这种速
发性反应通常只导致机体生理功能突发性短暂紊乱，极少引起
慢性组织损伤，其发生速度快，消退也快。其主要病理改变是，
平滑肌收缩（如支气管痉挛、哮喘发作），腺体分泌增加（冷汗、流
涎、流涕），毛细血管扩张（有效循环血容量降低），血管通透性增
加，血浆外渗至组织间液，形成血管神经性水肿及疏松组织水
肿（如喉头水肿梗塞呼吸道、口唇水肿），这可导致有效循环血容
量突发降低，继发低血压及过敏性休克。此型过敏反应有明显

的个体差异和遗传倾向性。单纯 IgE 介导的过敏反应较为少见,严重者猝死风险极高。此型过敏反应发生后,多数会终身伴随。

2. 非 IgE 介导的Ⅲ型及Ⅳ型变态反应　　非 IgE 介导的食物过敏反应为迟发型过敏反应,主要包括由 IgG 介导的Ⅲ型变态反应及 T 细胞介导的Ⅳ型变态反应。该类过敏反应发病比较缓慢,经常发生在接触过敏原数小时或 48~72 小时后。其介导慢性、反复性、渐进性的消化道变态反应性损伤。食物蛋白诱导的肠病(FPIE)、食物蛋白诱导的小肠结肠炎综合征(FPIES)、食物蛋白诱导的直肠结肠炎(FPIP)、乳糜泻(CD)、胃食管反流及便秘均属于非 IgE 介导。此型占食物过敏中的大部分比例(75% 左右)。其病理机制主要由 T 细胞介导,并诱导嗜酸性粒细胞激活、单核细胞浸润,通过细胞脱颗粒反应、炎症递质释放及细胞毒性反应,导致组织慢性损伤。非 IgE 介导的过敏反应预后相对良好,在饮食规避、免疫功能发育健全、消化道黏膜屏障发育健全、皮肤屏障发育健全后,多数儿童在长大后有自愈趋向。

3. 混合介导(IgE/非 IgE)　　是由 IgE 及非 IgE 混合参与介导的过敏反应。嗜酸细胞性胃肠炎、嗜酸细胞性食管炎、嗜酸细胞性直肠结肠炎、婴儿肠绞痛及肠易激综合征等,是由混合介导诱发。

(二)诱发食物过敏的常见致敏原

儿童期常见的食物过敏原

1. 牛奶及鸡蛋　　这两种食物在我国婴幼儿及儿童过敏中

最为多见。

2. 谷物类　小麦最为多见，其他还有大米、燕麦、大麦、玉米等。

3. 肉类和禽类　牛肉、鸡肉、火鸡肉。

4. 胶乳　对胶乳过敏者还会对多种蔬菜、水果过敏。

5. 其他豆科植物、坚果及种子类　花生在欧美国家最为多见，其他如青豌豆、扁豆、黄豆、芝麻等。

6. 果蔬类　番茄、马铃薯、甘薯、南瓜、豆角、梨、蘑菇、香蕉、苹果，对果蔬类过敏的患儿常对花粉也有交叉过敏，因此，花粉过敏症的患儿也常合并果蔬类食物过敏。

7. 海鲜　包括鱼类、甲壳类、软体动物，虾、蟹更容易诱发 IgE 介导的速发型过敏反应，且终身可诱发的比率更高。

8. 桦树类花粉　桦树类花粉与水果或蔬菜间有交叉反应性，所以本病多发生于花粉过敏症患儿。

（三）先天影响因素

食物过敏及其相关性疾病具有遗传易感性及家族易感趋向。如 *HLA-DQ2*、*HLA-DQ8* 基因表型的遗传易感个体易发生非 IgE 介导的乳糜泻。丝聚蛋白基因的功能丧失突变与花生等食物过敏有关。*Filaggrin* 基因突变与丹麦人群对鸡蛋、牛奶、小麦和鱼类的过敏有关，并与牛奶特异性 IgE 阳性有关。*STAT6* 基因的多态性与牛奶过敏耐受年龄的增加、食物过敏和坚果过敏的风险有关。

● 三、临床特征

（一）IgE 介导的临床症状与特征

1. **严重过敏反应（SAIR）** 是由 IgE 介导的速发型过敏反应。一般在暴露于食物后数分钟至 2 小时内发病。发病以皮肤及呼吸道症状最为多见，消化道症状相对较少。

（1）皮肤症状：表现为速发型皮疹、荨麻疹、风疹、血管神经性水肿、眼睑浮肿、口唇水肿、阴茎水肿等。

（2）呼吸道症状：表现为突发的喘息吼喘、喉头水肿、吸气性喉鸣、呼吸困难、声音嘶哑，重症者可因严重喉头水肿及气管持续痉挛而猝死于呼吸衰竭。

（3）低血压与休克：重症者因大量血管性渗出，血浆外渗至组织间液，且同时合并毛细血管扩张瘀滞，有效循环血容量突然下降，导致迅速发生的低血压及过敏性休克。

（4）消化道症状：相对较少见，可伴有突发呕吐、流涎、腹痛（平滑肌痉挛）及腹泻。

（5）运动诱发：部分患儿在摄入过敏食物后，随着运动出现过敏反应，称为食物依赖运动诱发过敏反应。

2. **口腔过敏综合征（OAS）**

（1）临床特征：口腔过敏综合征是 IgE 介导的速发型过敏反应。患儿进食过敏食物后几分钟或数小时内，口咽部（唇、舌、上腭）和咽喉部出现不适感，如舌部麻木、运动不灵、蚁走感、疼痛、肿胀或痒感、口唇肿胀、唇周充血发红及皮疹等。少数患儿可同时出现全身过敏症状。若治疗得当或及时脱离致敏原,症状一般在 24 小时内消失,口唇水肿消失后不留痕迹。口腔过敏综合征的消化道症状相对较少,以呕吐、腹泻、腹痛为主。因口腔过敏综合征是 IgE 介导的速发型过敏反应,在罕见情况下可能发生严重全身性过敏反应,严重者应给予肾上腺素治疗。

（2）常见致敏原:口腔过敏综合征常见过敏原是蔬菜、水果。因桦树类花粉与水果或蔬菜间有交叉反应性,所以 OAS 患儿也是花粉症的高发人群。一旦确诊,患者应回避已知的过敏性食物。

（二）非 IgE 介导及混合介导（IgE 与非 IgE）的临床症状与特征

1. 食物蛋白诱导的直肠结肠炎（FPIP）

（1）临床特征:FPIP 是婴幼儿食物过敏中最为常见的类型,此型大多数是非 IgE 介导的过敏反应。见于人工喂养及母乳喂养,母乳喂养更多见(占 60%)。可在生后第 1 周甚至生后几小时内发病,生后 6 个月内发病最为常见。主要临床表现为不同程度的腹泻,粪便性状变化,可为正常便频次增加,可为黏液便、血便(便中带少量血丝血点或较多血便均可发生)。常伴不同程度的湿疹、尿布疹及肛周红疹。FPIP 多数患儿伴有皮肤及呼吸道症状,如湿疹、喉鸣、痰鸣、过敏性结膜炎、过敏性鼻炎等症状。患儿生长发育状况及一般状况多数尚良好,常无明显体重减轻及营养不良,状况良好的婴儿约占 60%。

（2）常见过敏原:有牛奶、鸡蛋、小麦、豆类、鱼等。多数患儿经母亲严格规避饮食后会有明显好转,即使偶尔大便中仍有少量血点,但多数随访观察并不会影响患儿的远期生长发育。母乳规避无效的婴儿仅占10%左右,此部分患儿需要改氨基酸奶粉喂养。因患儿过敏的食物可能是母亲摄入的其他食物品种,不一定是牛奶过敏,此类患儿若拒绝服用氨基酸奶粉,可行牛奶蛋白激发试验,若激发试验阴性则可服用整蛋白奶粉喂养。直肠炎多在患儿6~9个月时逐渐缓解,结肠炎多在1~2岁逐渐缓解。

（3）内镜及病理:FPIP的内镜下表现呈非特异性,可有片状红斑、散发糜烂、水肿、浅溃疡、血管纹理模糊。结肠淋巴滤泡增生伴周边黏膜充血,沿增生淋巴滤泡周边形成的环形红斑及钱币状糜烂,是较为特殊的征象。结肠活检组织提示黏膜肌层及黏膜固有层可见浆细胞浸润、少量嗜酸性粒细胞浸润、淋巴结节性增生,很少形成隐窝脓肿。

2. 食物蛋白诱导的肠病（FPIE）

（1）临床特征:是非IgE介导的过敏反应性小肠损伤。主要表现为小肠吸收不良综合征样症状,间歇性呕吐、反复腹泻、消化不良、生长迟滞,极少出现便血。但多数患儿不会出现严重脱水休克表现。患儿多数在9月龄以前或生后1岁内发病,常在出生后1~2个月即有症状。表现为摄入可疑食物数小时或数天后,出现呕吐及慢性腹泻。因严重小肠绒毛损伤,部分食物蛋白诱导的肠病患儿可能继发碳水化合物不耐受,如乳糖不耐受,也可合并脂肪泻,半数以上患儿同时有生长发育减慢。食物蛋白诱导的肠病还可出现蛋白丢失性肠病表现,如低蛋白血症、水肿等。食物蛋白诱导的肠病患儿做皮肤点刺试验及血清sIgE检测常为阴性结果,外周血嗜酸性粒细胞也往往不高。但食物再激发试验会呈阳性,表现为进食后 40~72 小时出现呕吐/腹泻。感染性肠炎、发育不成熟和腹部手术史会增加食物蛋白诱导的肠病患病风险。食物蛋白诱导的肠病与乳糜泻的症状类似,但乳糜泻常合并疱疹性皮炎等消化系统外症状,而食物蛋白诱导的肠病一般不伴消化系统外症状。食物蛋白诱导的肠病患儿多数在 3 岁左右逐渐好转,小肠损伤不会像乳糜泻进行性进展。食物蛋白诱导的肠病与慢性食物蛋白诱导的肠病在症状上有重叠,会伴有生长发育迟滞、呕吐、腹泻、贫血和电解质紊乱。

（2）常见过敏原:最常见的过敏原是牛奶蛋白,其次还有大豆、鸡蛋、鱼、鸡和米等。如果改为纯母乳喂养,即使母亲不忌口,多数患儿也不会有过敏症状,这点与食物蛋白诱导的直肠结肠炎有所不同。食物蛋白诱导的肠病通常是暂时性的,预后相对较良好,患儿多在规避过敏食物后 1~3 周后症状缓解,多数病例在 2~3 岁时自行缓解,某些情况下可能延续至儿童后期。

（3）内镜及病理:内镜下可见小肠绒毛扁平、萎缩、肠壁水肿等非特异性表现,活检可见不同程度的绒毛损伤、绒毛萎缩、结节性淋巴组织增生、隐窝增生、上皮内淋巴细胞增多,固有层 $CD4^+$ 细胞和上皮间 $CD8^+$ 细胞增多。但嗜酸性粒细胞浸润较少见。

3. 食物蛋白诱导的小肠结肠炎综合征（FPIES）

（1）临床特征:大多数是非 IgE 介导的过敏反应,首次发作常在 2 岁以内。食物蛋白诱导的小肠结肠炎综合征是婴儿食物蛋白诱导性消化道疾病谱中最严重的疾病,比直肠结肠炎少见得多，男性略微更好发。兄弟姐妹均发生食物蛋白诱导的小肠结肠炎综合征的报道极少。食物蛋白诱导的小肠结肠炎综合征临床表现缺乏特异性，常突发急性起病，表现为反复发作的喷射性呕吐，伴或不伴腹泻，严重病例可出现代谢紊乱、嗜睡、低血压、低体温、肌张力低下，甚至休克。粪便呈水便或稀便，病变累及结肠者可出现血便。多数食物蛋白诱导的小肠结肠炎综合征患儿不伴有皮肤或呼吸道症状，一般无发热，也可伴低热或低体温。食物蛋白诱导的小肠结肠炎综合征常急性发病，腹泻可出现在摄入食物后 2~6 小时内，回避过敏食物症状缓解，重新引入过敏食物则症状再现。少数食物蛋白诱导的小肠结肠炎综合征患儿可表现为慢性腹泻、呕吐、易激惹、腹胀、吸收障碍、生长发育迟缓、低蛋白血症等。重症的食物蛋白诱导的小肠结肠炎综合征患儿常常伴随白细胞及 C 反应蛋白显著升高，表现为脓毒症样血象。且常起病急骤，与严重感染性脓毒症鉴别困难，导致部分患儿被反复使用抗生素，最终导致与抗生素相关性腹泻难以鉴别。食物蛋白诱导的小肠结肠炎综合征是此组疾病中起病较急，病情也较重的类型，是一种潜在的临床急症，15%以上的患儿可能出现血压下降和血流动力学不稳定，此时同急性病毒性消化道感染及脓毒性休克难以鉴别，导致部分患儿的诊断可延迟数月。由于患儿可能在进食后较短时间内（如 1~2小时）发病，且可能出现休克、晕厥。所以容易与 IgE 介导的速发型严重过敏反应相混淆，但食物蛋白诱导的小肠结肠炎综合征患儿一般缺乏皮肤瘙痒、荨麻疹、憋气、喘息等皮肤和呼吸道症状，临床表现主要集中于消化道，这是与严重过敏反应鉴别的要点。

（2）常见致敏原：牛奶及鸡蛋最为常见，其他还有小麦、大豆、南瓜、蔬菜、燕麦、米、大麦、马铃薯、鱼、鸡等。

（3）内镜及病理：内镜下小肠及结肠黏膜可见水肿、充血和轻度绒毛萎缩。小肠活检组织学无特异性改变，结肠有时可见隐窝脓肿和浆细胞广泛浸润。

4. 乳糜泻（CD）

（1）临床特征：乳糜泻是 T 细胞介导的慢性炎症反应，具有遗传易感性。2 岁以内婴幼儿以消化道症状为主，常有慢性腹泻、腹胀、厌食、肌肉萎缩、易激惹、生长发育迟缓等，1/3 患儿伴呕吐。发展至儿童期后常合并肠外表现，如皮肤疱疹样改变、青春期延迟、身材矮小、缺铁性贫血、骨质缺乏、自身免疫性疾病等。30%的患儿会出现牙釉质发育不良。有些患儿可出现暴发性水样便、腹胀、脱水、电解质紊乱，甚至昏迷，称为乳糜泻危象。

（2）致敏原：乳糜泻又称麦麸过敏，疾病发生与摄入麦胶蛋白等有关。麦麸（麦胶蛋白）存在于大麦、小麦、黑麦、燕麦中。乳糜泻患儿去麸质饮食治疗有效。

（3）特有的抗体检测：血清学抗麦醇溶蛋白抗体（AGA）、抗肌内膜抗体（EMA）、抗组织转谷氨酰胺酶（tTG）IgA 强阳性；可检测到 *HLA-DQ2/DQ8* 基因。

（4）内镜及病理：内镜下显示小肠绒毛扁平、萎缩，黏膜活检组织学可见绒毛严重萎缩，固有层和上皮间淋巴细胞明显增生，隐窝增生。

上述系列疾病及 EoE、EG、EoP（嗜酸细胞相关性消化道疾病将在第六章专门阐述），其临床特征总结见表 5-1。

表 5-1　食物蛋白诱导的消化道疾病主要疾病类型比较

疾病名称	免疫介导类型	发病概况	常见食物过敏原	起病及病程	临床特征	检查特征	预后情况
严重过敏反应（SAIR）	IgE介导的速发型过敏变态反应，即I型变态反应	较少见	牛奶鸡蛋最常见，小麦、豆类、坚果、海鲜、花生等，呼吸道及皮肤过敏原也可诱发	接触致敏原数分钟至2小时	①常见速发性皮疹及呼吸道症状（咽喉头水肿，呼吸困难、声嘶）；②可伴低血压与休克；③消化道症状相对较少；④可运动诱发	IgE水平常显著升高	起病快、消退也快、消退后痕迹伤痕痕迹、对过敏原的致敏状态可持续终身
口腔过敏综合征（OAS）		婴幼儿较常见，但重症者少见	蔬菜、水果常见。同样树花粉有交叉反应，常伴花粉症	发病，少数24小时内	①口唇肿胀、唇周充血及皮疹；②口咽部不适、麻刺感、疼痛、瘙痒、肿胀；③舌麻木伴运动不灵；④少数可伴全身过敏状态；⑤消化道症状相对较少见	IgE水平常有升高	脱离致敏原后症状一般24小时内消失、症状消失后不留痕迹

续表

疾病名称	免疫介导类型	发病概况	常见食物过敏原	起病及病程	临床特征	检查特征	预后情况
食物蛋白诱导的直肠结肠炎（FPIP）	非IgE介导的迟发型变态反应和T细胞介导的IV型变态反应，即IgG介导的III型变态反应	是此组疾病中最常见类型；母乳喂养婴儿更多见；常于6个月内发病	牛奶及鸡蛋最多见，以小麦、豆类、鱼等。母亲严格规避饮食后多数能好转。母乳规避无效的仅为10%	起病相对缓慢，病程迁延或慢性化	①主症为腹泻、便血、黏液便；②常伴皮肤症状（湿疹、尿布疹、肛周红疹）；③少数伴呼吸道症状（喉鸣、疼鸣、过敏性鼻炎等）；④多数生长发育良好	①内镜下红斑、糜烂浅溃疡、水肿、淋巴滤泡增生、钱币状充血糜烂；②活检淋巴浆细胞浸润，少量嗜酸性粒细胞浸润	预后一般较良好。直肠炎多在6~9个月逐渐缓解，结肠炎多在1~2岁缓解
食物蛋白诱导的肠病（FPIE）	以T细胞介导的变态反应	多数在9个月或1岁内发病，常在出生1~2个月即有症状	牛奶、鸡蛋最常见，其次为大豆、鱼、鸡和米等。纯母乳喂养即使母乳亲喂也无症状，这与FPIP不同	摄入可疑食物数小时或数天后	①间歇性呕吐及慢性腹泻为主，极少便血，多无严重脱水；②小肠吸收不良综合征样症状，可继发碳水化合物不耐受，乳糖不耐受，脂肪泻，蛋白丢失性肠病；③半数有生长迟滞；④一般无消化道外症状，这与乳糜泻不同	①血清特异性IgE常阴性，外周血嗜酸性粒细胞常不高；②内镜下小肠绒毛扁平、萎缩，肠壁水肿；③活检绒毛损伤、萎缩，结节性淋巴性增生	规避致敏原后数周缓解，多在3岁逐渐好转，部分可至儿童后期。预后相对良好，小肠损伤不像乳糜泻会进行性进展

续表

疾病名称	免疫介导类型	发病概况	常见食物过敏原	起病及病程	临床特征	检查特征	预后情况
食物蛋白诱导的肠病（FPIE）	非IgE介导的过敏变态反应，即IgG介导的Ⅲ型变态反应和T细胞介导的Ⅳ型变态反应	较为少见。首次发作常在2岁内。是此组疾病中起病较急、病情最重的类型，男性更好发，极少同胞共患	牛奶及鸡蛋最为常见，其他还有小麦、大豆、南瓜、蔬菜、大米、燕麦、马铃薯、鸡、火鸡鱼等	常起病急骤，且病情重。在摄食后2-6小时发病。少数为慢性病程	泻不同；⑤FPIE与慢性FPIES在症状上有重叠，可伴发育迟滞、呕吐、腹泻、腹泻和电解质紊乱	隐窝增生，淋巴细胞增多，嗜酸性粒细胞浸润少见	
食物蛋白诱导的小肠结肠炎综合征（FPIES）					①临床缺乏特异性，常急性起病；②反复呕吐，伴或不伴腹泻，稀水便，少有血便；③是潜在的临床急重症，15%可能出现血流动力学紊乱，低血压、低体温，甚至休克；④消化道为主症，多无皮肤或呼吸道症状；⑤与严重胃肠炎、急性病毒性休克、脓毒性休克需鉴别困难	①常伴WBC及CRP显著升高，脓毒症样血象；②内镜下小肠结肠黏膜充血、肿胀，绒毛萎缩较轻微；③小肠活检无特异性改变，结肠有时可见隐窝脓肿和浆细胞广泛浸润	规避过敏食物后，症状多数很快缓解。重新引入过敏食物症状再现。预后较好

续表

疾病名称	免疫介导类型	发病概况	常见食物过敏原	起病及病程	临床特征	检查特征	预后情况
乳糜泻（CD）	非 IgE 介导的过敏变态反应、T 细胞介导的 IV 型变态反应，为慢性炎症反应	较为少见，有遗传易感性，2 岁内婴幼儿以消化道症状为主，儿童期可合并消化道外症状	麦麸过敏，与摄入麦胶蛋白有关。麦胶蛋白存在于大麦、小麦、黑麦、燕麦中	常缓慢起病，病程迁延及慢性	①2 岁内以消化道症状为主，慢性腹泻、腹胀、厌食、易激惹、呕吐；②1/3 伴肌肉萎缩、生长迟缓；③儿童期合并肠外表现：皮肤疱疹样改变、青春期延迟、身材矮小、缺铁性贫血、骨质缺乏、自身免疫性疾病（甲状腺炎、1 型糖尿病等）、牙釉质发育不良；④重症可有暴发性水便、腹胀、水、电解质紊乱等乳糜泻危象	①血清抗麦醇溶蛋白抗体（AGA）、抗肌内膜抗体（EMA）、抗组织转谷氨酰胺酶（tTG）IgA 阳性；②检测到 HLA-DQ2/DQ8 基因；③镜下小肠绒毛扁平、萎缩，④活检绒毛严重萎缩、淋巴细胞增生，隐窝增生	去麦质饮食治疗有效，需终身规避

续表

疾病名称	免疫介导类型	发病概况	常见食物过敏原	起病及病程	临床特征	检查特征	预后情况
嗜酸细胞食管炎(EoE)	IgE 和 非 IgE 混合介导	可发生于任何年龄,儿童多见,尤其5岁以下儿童最多	鸡蛋、牛奶、花生、小麦等,呼吸道及皮肤过敏也可诱发,成人很少能找到过敏相关食物,有药物或毒素引起本病的报道		①婴儿早期食管黏膜炎症及运动障碍,反复呕吐、胃食管反流;②后期食管肌层纤维化、瘢痕狭窄,吞咽哽咽、反复呕吐等,食管狭窄伴上段扩张,贲门失弛缓症样症状	70%±外周血嗜酸性粒细胞增多,多点活检≥15~20个Eos/HPF。影像学检查提示食管梗阻	因免疫损伤非单纯食物致敏,规避食物部分有效,大部分儿童有效,大部分患者为自限性病程
嗜酸细胞胃肠炎(EG)				常缓慢起病,病程慢性	①黏膜型呕血、黑粪、腹泻、低体重、湿疹、肠吸收不良、蛋白丢失;②肌层型:胃肠壁增厚、僵硬、完全性或不完全胃肠梗阻、腹痛;③浆膜型:占EG的10%,腹水或胸水	80%血嗜酸性粒细胞增高,活检≥20个Eos/HPF,胃肠道肿增厚、糜烂。浆膜积液嗜酸性粒细胞	
嗜酸细胞直肠结肠炎(EoP)					①慢性便血,腹泻,营养不良;②<6个月的婴幼儿多为结肠受累,属于过敏性结肠炎的类型	结肠黏膜活检嗜酸性粒细胞浸润≥50个Eos/HPF,结肠黏膜水肿糜烂	

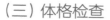

（三）体格检查

食物蛋白诱导的消化道疾病可有轻度腹胀，部分可见肠型。急性腹泻起病的食物蛋白诱导的小肠结肠炎综合征患儿可伴有脱水及休克体征。除了消化道体征外，皮肤湿疹对于食物蛋白诱导的肠病诊断有一定的参考价值。

● 四、辅助检查

（一）实验室检查

1. **食物激发试验**（oral food challenge，OFC）　包括双盲安慰剂对照食物激发试验（DBPCFC）、单盲食物激发试验、开放性食物激发试验等，是食物过敏诊断的主要方法。DBPCFC 是食物过敏诊断的金标准，但临床上很难执行双盲安慰剂对照，故目前临床上多采用开放性食物再激发试验。过敏重症者及 IgE 水平很高的患儿，需要在医生监护下做再激发试验。但实际临床上多数疑诊食物过敏的患儿，通过回避可疑食物 2~4 周症状缓解后，患儿及家属又自行重新添加此类可疑食物，若出现相同症状再现，也可以明确食物品种与临床症状之间的相关性，这称为自动再激发试验阳性。OFC 不光用于食物过敏的诊断，临床上也通过 OFC 来评估患儿的食物过敏是否缓解或产生耐受。临床上 OFC 适用于以下几种情况：①怀疑食物过敏患儿的确诊；②需要确定食物过敏的种类；③需要确定食物交叉过敏的存在；④高敏儿童添加易过敏新食物时，为安全起见先行 OFC。OFC 有发生严重过敏反应风险,对于皮肤点刺试验强阳性、sIgE 强阳性(大于 95%阳性预测值)、有其他严重基础疾病、严重湿疹者,需要在有抢救条件的医护监测下行 OFC。

2. 斑贴试验(atopy patch test,APT) 是采用标准过敏原制成的贴剂,贴于皮肤表面,48 小时后移除,观察皮肤变化及其他临床表现。斑贴试验对非 IgE 介导的慢反应性过敏变态反应较为敏感,特别是小麦导致的食物过敏有一定诊断价值。

3. 皮肤点刺试验(skin prick test,SPT) 是将微量致敏原点刺进入皮肤,诱导皮肤内效应细胞如肥大细胞、嗜碱性粒细胞、嗜酸性粒细胞等发生脱颗粒反应,皮肤表面产生风团或红斑为阳性。皮肤点刺试验对 IgE 诱导的 I 型速发性变态反应较为敏感,但对慢反应性的非 IgE 介导及混合介导的敏感性较低。

4. 食物特异性 IgE 抗体(sIgE)检测 特异性 IgE 升高有助于食物过敏的协助诊断。但对于非 IgE 介导的 FPIE、FPIES、FPIP、CD,以及混合介导的 EoE、EG、EoP,这些类型的疾病 sIgE 水平不一定升高,或仅在部分患儿有升高。因此,sIgE 阴性不能作为诊断的排除依据。

5. 食物特异性 IgG 抗体检测 该抗体是食物致敏阻断途径中产生的信号抗体。特异性 IgG 抗体阳性,代表有过食物抗原接触及暴露。低滴度的特异性 IgG 抗体在正常人群中普遍可见,不可根据弱阳性结果进行过度的饮食规避,而影响患儿营养供给与生活自由度。单项 IgG 抗体极高滴度以及多项强阳性者,对指导饮食品种规避有一定价值,但此种食品是否真的致

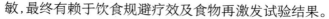

敏,最终有赖于饮食规避疗效及食物再激发试验结果。

6. **粪便检查**　食物蛋白诱导的消化道疾病多数患儿伴有不同程度的腹泻、便血症状。此组疾病中绝大多数患儿在未合并肠道感染时,大便中一般无吞噬细胞及脓细胞。食物蛋白诱导的直肠结肠炎患儿常有大便红细胞及隐血阳性。而食物蛋白诱导的肠病及小肠结肠炎综合征患儿便血较少见。完善大便培养、病毒学检测及特殊病原学检测,对于迁延性及慢性腹泻患儿是必要的诊断筛查。

7. **血常规检查**　部分食物过敏患儿会出现外周血嗜酸性粒细胞升高。食物蛋白诱导的小肠结肠炎综合征常出现白细胞、C 反应蛋白、血小板的显著升高,但感染中毒症状相对较轻微。

8. **乳糜泻特异性抗体检测**　AGA、EMA 和 tTG IgA 阳性,提示乳糜泻可能性大。

(二) 内镜检查

1. **胃肠镜检查**　对于食物蛋白诱导的直肠结肠炎、肠病及小肠结肠炎患儿,内镜检查对于协助诊断尤为重要。内镜下可表现为胃肠道广泛肿胀、糜烂,小肠黏膜及绒毛变薄,黏膜下淋巴组织呈结节性增生是较常见征象,增生淋巴滤泡周围呈环状充血糜烂也较为常见(图 5-1)。

2. **黏膜组织病理检查**　消化道黏膜活检可见慢性损伤、淋巴细胞及浆细胞浸润,也可见少量嗜酸性粒细胞浸润。若嗜酸性粒细胞浸润程度达到诊断标准,则可诊断为 EoE、EG 或 EoP。胃肠镜下进入空肠上段及末段回肠取小肠活检尤为重

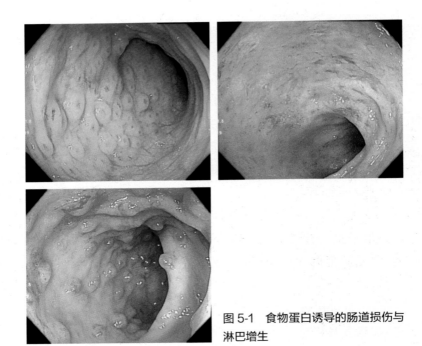

图 5-1　食物蛋白诱导的肠道损伤与淋巴增生

要,小肠黏膜活检可显示绒毛损伤、隐窝增生、炎症细胞浸润,可伴淋巴管增生、淋巴细胞增生、嗜碱性颗粒蛋白沉积。绒毛与隐窝比值是空肠损伤的敏感标志。十二指肠球部和结肠的淋巴结节增生是非婴儿期肠病的常见特征,可以伴或不伴糜烂。

五、诊断与鉴别诊断

(一)诊断标准

食物蛋白诱导的消化道疾病为一组系列性疾病,通常没有公认的诊断标准,详细的病史询问、仔细的体检、食物激发试验和内镜下组织学检查是诊断的关键。内镜检查和黏膜活检是确诊此组疾病的必要条件。推荐的诊断标准:

1. 有消化道症状,反复出现或持续存在如腹泻、便血、呕吐、反流、喂养困难、伴或不伴生长发育障碍等。

2. 详细询问膳食史和过敏史,以明确进食与症状发作之间的相关性。

3. 临床症状、实验室检查、内镜影像及活检表现符合表5-1中的特征。

4. 不能用其他疾病解释,排除特殊感染、肿瘤、遗传代谢性疾病、免疫性疾病等情况。

(二)鉴别诊断

1. 坏死性小肠结肠炎(NEC)　食物蛋白诱导的直肠结肠炎(FPIP)因有便血、腹泻、呕吐症状,在婴儿早期及新生儿期经常会误诊为坏死性小肠结肠炎。坏死性小肠结肠炎患儿往往感染中毒症状重,腹胀及肠壁积气明显。而食物蛋白诱导的直肠结肠炎多数患儿一般状况尚良好,无感染中毒症状,极少有肠壁积气,但有时会有假性肠梗阻征象。给予食物蛋白诱导的直肠结肠炎患儿深度水解奶粉或氨基酸奶粉诊断性治疗后,病情能够很快得到缓解。

2. 病毒性肠炎　食物蛋白诱导的小肠结肠炎综合征(FPIES)因常急性起病,且大便一般无脓血,与急性病毒性胃肠炎非常相像。但病毒性肠炎一般是自限性病程,而FPIES病情更重,若持续接触致敏原则症状不消退。病毒性肠炎后期因胃肠损伤、小肠绒毛损伤及继发性消化功能紊乱,常也表现为小肠吸收不良样症状,这同食物蛋白诱导的肠病(FPIE)很难鉴别。剔除可疑致敏食物诊断性治疗是鉴别的关键。

3. 乳糖不耐受　先天性及后天继发性乳糖不耐受,也会表现为慢性腹泻。且食物蛋白诱导的消化道疾病患儿在小肠损伤的情况下,本身也会合并继发性乳糖不耐受。单纯的乳糖不耐受一般为典型的酸性稀水便,肠道产气多,无血便症状,也不会合并皮疹及消化道外症状,单纯的规避乳糖诊断性治疗后,症状即可基本消退。而食物蛋白诱导的消化道疾病患儿在诊断性规避乳糖后,症状仅能部分性减轻,不能完全缓解。

● 六、治疗

(一)饮食规避与调整

1. 规避明确或怀疑过敏的食物　可以根据症状与食物关联性来明确过敏的食物品种。不能明确具体食物品种的,可先按人群高过敏风险食物规避。如牛奶及鸡蛋是最常见诱发因素,患儿或乳母可先规避鸡蛋、牛奶,无效再进一步规避 8 大类高致敏食物中的其他几类。也可根据 sIgE 及特异性 IgG 结果,推测可疑的食物过敏品种,进行诊断性规避。乳糜泻患儿应避免食用含麦胶饮食(如各种麦类),或将面粉中的面筋去掉,剩余的淀粉可食用。IgE 介导的速发性过敏反应,如 SAIR 及 OAS 可在停止接触致敏原后一天内症状缓解。非 IgE 介导的 FPIE、FPIES、FPIP、CD,以及混合介导的 EoE、EG、EoP,症状通常在规避致敏原后数天至数周内缓解。致敏食物规避时间一般建议 6 个月以上，并根据具体病情调整。1 岁内的婴儿建议规避时间满 1 岁后，等待消化道黏膜屏障发育相对健全。

2. **继续母乳喂养**　对于纯母乳喂养的 FPIP 患儿，应先嘱乳母经验性规避可疑致敏食物，若无效再严格规避 8 大类常见致敏食物。坚持母乳喂养至少至 6 月龄。母亲严格规避饮食也无效的患儿，则需更换氨基酸奶粉喂养。对于母亲饮食回避导致乳母严重体重减少、影响健康及无法承受心理负担时，患儿也需要更换氨基酸奶粉喂养。

3. **要素饮食治疗**　对于多种食物品种重症过敏者，以及重症 FPIE、FPIES、FPIP、EoE、EG，可采用全要素饮食或半要素饮食治疗，即深度水解及氨基酸配方。疗程 6~8 周不等。全要素饮食 1~2 个月，可使消化道内食物绝对单一化，完全消除消化道致敏原接触，有利于缓解黏膜炎症，促进小肠绒毛修复，使消化道得以休养生息，并重建黏膜屏障。一旦黏膜屏障修复，消化功能发育健全，多数患儿在长大后有可能耐受既往过敏的食物。因此，多数食物蛋白诱导的消化道疾病儿童，在发育成年后症状会自动消退。但前提是应尽早发现及治疗，避免严重营养不良影响生长发育，否则会导致不可弥补的生长受损。

4. **食物再引入**　因食物蛋白诱导的消化道疾病在儿童患者中，多数是短暂的发育期缺陷。经一定时间的生长发育及临床治疗，消化道黏膜修复及乳糖酶活性恢复，部分患儿能最终达到食物免疫耐受。这一过程通常需要几个月时间，一般需要半年以上的饮食规避。因此，应定期进行口服法食物再激发试验，以确定患儿是否已产生免疫耐受。症状轻微的可进行家庭再激发试验。若再引入失败,则应再次规避该食物,间隔6个月后再重新尝试引入。

(二)药物治疗

1. 抗过敏药物　对于严重过敏反应及 OAS 患儿,以及合并严重皮疹及呼吸道过敏症状的患儿,可给予抗组胺药(地氯雷他定、左西替利嗪等)、白三烯受体拮抗剂(孟鲁司特钠)、肥大细胞膜稳定剂(酮替芬、色甘酸钠)、复发甘草酸苷等抗过敏药物对症治疗。

2. 肾上腺素　对于突发严重过敏反应的患儿,除立即隔绝致敏原接触外,肾上腺素为速发严重过敏反应的一线急救药品,肌内注射可按每次 0.01mg/kg,5~10 分钟可重复使用。或按单次剂量 6 个月至 6 岁 0.15mg,6~12 岁 0.3mg,>12岁 0.5mg。

3. 制酸剂　对于反复呕吐及食管胃黏膜严重损伤的患儿,PPI 或 H_2 受体拮抗剂抑酸治疗有助于改善症状。确诊 EG 及 EoE 的患儿,首选 PPI 治疗。PPI 是嗜酸细胞性胃肠疾病的一线临床用药,其单药临床有效率可达 50% 以上。奥美拉唑儿童剂量常用 0.8~1mg/(kg·d),分成每天 1~2 次用药。

4. 类固醇皮质激素　对于单纯饮食规避疗效不佳的重症患儿,需要用类固醇皮质激素治疗。对于病变局限于消化道内的患儿,吞咽激素类药物(如吞咽氟替卡松、口服布地耐德混悬液)是消化道局部用药的首选,其药效仅局限于消化道内,无全身性副作用。氟替卡松常用剂量为儿童 88~440μg,每天 2~4次。布地奈德常用剂量为 <10 岁,1mg/d;>10 岁,2mg/d,

无效可增加至 2.8~4.0mg。对于局部激素无效、非单纯食物致敏，以及合并消化系统外症状的患儿，全身性激素用药仍是必要的。可采用甲泼尼龙或泼尼龙 0.5~1mg/（kg·d），应用 2 周见效后逐渐减量，维持 2~4 周。

5. 免疫抑制剂　　长期应用激素疗效不明显的患儿可联用免疫抑制剂，能改善小肠吸收功能，缓解临床症状，但停药后常有复发。常用药物有硫唑嘌呤 1~2mg/（kg·d），环孢素 A 2~5mg/（kg·d）。

6. 抗生素　　食物蛋白诱导的消化道疾病中，多数是不需要使用抗生素的，仅在合并明确细菌感染的患儿有使用指征。但因 FPIES 常急性起病，且呈脓毒症样血象，FPIP 常有血便及脓血便，常会被误诊为细菌性肠炎而误用抗生素。这导致很多患儿后期很难和抗生素相关性肠炎鉴别。对于抗生素相关性肠炎不能排除、鉴别诊断困难的患儿，有时口服万古霉素诊断性治疗是必要的。

（三）对症治疗

1. 腹泻脱水治疗　　对于重症腹泻脱水及电解质紊乱的患儿，应给予补充水和电解质纠正内环境失衡，纠正低血容量性休克。必要时可输注白蛋白或输成分血对症治疗。腹泻患儿可以给予肠道黏膜保护剂治疗。

2. 促进胃肠道黏膜修复的药物　　如补充各种维生素 A、维生素 B、维生素 C、维生素 D、维生素 E、维生素 K、叶酸、锌剂、谷氨酰胺制剂等，均有利于消化道黏膜修复。

3. 侵袭性治疗　　如出现食管狭窄时，可行内镜下食管扩张术。对局限性浸润及有梗阻并发症的患儿，可以考虑手术治疗。

4. 皮疹外用药治疗　合并湿疹的患儿,局部保湿润肤治疗非常重要。重症湿疹者可外用激素及免疫抑制剂。

5. 益生菌及益生元治疗　目前对过敏性疾病疗效尚不明确。但可用于腹泻的辅助治疗,以及不能排除抗生素相关性腹泻的患儿。鼠李糖乳杆菌(LGG)、双歧杆菌、布拉氏酵母菌(真菌类)均是较为推荐的菌种。

(四) 营养监测

治疗过程中应定期监测患儿营养状态和生长发育状况。母乳喂养的患儿,还需评估乳母饮食规避对母亲营养状态的影响。进行及时干预,避免患儿发生不可逆性的生长发育受损。

(五) 其他治疗

1. 口服诱导免疫耐受治疗　通过特定食物抗原制剂的规律性小剂量接触,来诱导过敏食物免疫耐受,目前临床支持数据尚不足,远期疗效尚不肯定,且有停用后诱发更严重过敏反应的风险,尚待更多研究数据进行评估。

2. 单抗制剂治疗　单抗制剂一般用于 EG 及 EoE 重症患儿,饮食规避、PPI 治疗及常规治疗无效的患儿。

● 七、预后

食物蛋白诱导的消化道疾病包括了一大类疾病,多数患儿发病与消化道功能未发育健全、消化道黏膜屏障未发育健全、免疫功能尚未发育健全有关。因此,待儿童长大、机体功能发育健全后,多数患儿的症状能自行缓解,预后相对较好。但有遗传易感性的乳糜泻、EoE 及 EG,症状可能会持续至成年期或终身。

八、诊疗流程图

食物蛋白诱导的消化道疾病诊疗流程,见图 5-2。

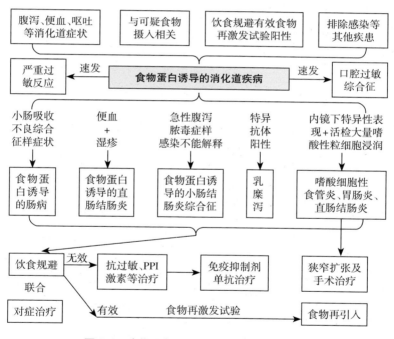

图 5-2 食物蛋白诱导的消化道疾病诊疗流程

第六章

嗜酸细胞性
消化道疾病

● 一、概述

　　嗜酸细胞性消化道疾病是以消化道嗜酸性粒细胞浸润为特征的炎症性疾病,包括嗜酸细胞性食管炎(eosinophilic esophagitis,EoE)、嗜酸细胞性胃肠炎(eosinophilic gastroenteritis,EG)、嗜酸细胞性直肠结肠炎(eosinophilic proctocolitis,EoP),根据受累部位不同而命名。此病可累及消化道全长或某一部分,其中以胃和小肠受累最为常见,累及小肠的患者70%同时累及胃,食管和结肠的单独受累较罕见。嗜酸细胞性消化道疾病总体而言是少见病,为内源性或外源性致敏原,尤其是食物过敏原,导致的变态反应性炎症及胃肠免疫损伤,此组疾病的致病机制相同,治疗方案也基本相同,大部分儿童患者为自限性病程。本章主要以嗜酸细胞性胃肠炎为例,阐述此类疾病的病理机制、临床表现、治疗策略与预后。典型的嗜酸细胞性胃肠炎以周围血嗜酸性粒细胞增多、胃肠道嗜酸性粒细胞浸润、胃肠道水肿增厚为特点。治疗以祛除食物及呼吸道过敏原、抑制变态反应为主。嗜酸细胞性胃肠炎可发生于任何年龄。儿童多见,多数与食物过敏相关。成人则青壮年好发,但成人仅部分患者能找到食物过敏相关信息。

● 二、病因和发病机制

(一) 病因与诱发因素

　　病因尚不清楚,可能与变态反应及免疫功能障碍有关,常见的病因及诱发因素有：

1. 食物过敏 为儿童嗜酸细胞性消化道疾病最多见因素，也是儿童高发病率的原因，所以很多患儿进行饮食调整及食物蛋白规避会有效。而成人很少能找到与食物过敏相关证据，且大部分患者并无明确过敏相关病史。

2. 药物与毒素 成人有药物或毒素诱发本病的报道。

3. 家族史 多数儿童患者可询问出食物过敏史及食物过敏家族病史，少数有哮喘或其他变应性疾病的家族史。

（二）发病机制

嗜酸细胞性消化道疾病主要由 IgE 与非 IgE 混合介导诱发。发病机制可能由 IgE 介导的过敏反应和 2 型辅助性 T 细胞（Th2）参与的变态反应共同介导完成。食物过敏原被认为是触发和加重胃肠道功能障碍的因素。其发病机制可通过 IgE 介导、非 IgE 介导及二者混合介导的变态反应诱发：

1. IgE 介导的变态反应 食物过敏原通过诱发 B 细胞产生大量 IgE，进而刺激嗜碱性粒细胞及肥大细胞发生脱颗粒反应，释放组胺、白三烯等炎症递质。

2. 非 IgE 介导的变态反应 食物抗原通过诱发 Th2 细胞增殖活化，释放白介素-4（interleukin，IL-4）、IL-5 等细胞因子，通过以上两种通路途径共同促进嗜酸性粒细胞的增殖、活化及脱颗粒反应。同时，非 IgE 介导的变态反应还可部分性通过 IgG 介导过敏免疫反应。

3. 嗜酸性粒细胞趋化与活化 嗜酸性粒细胞活化后释放众多颗粒蛋白，如嗜酸性粒细胞阳离子蛋白（eosinophil cationic

protein,ECP)、主要碱性蛋白(major basic protein,MBP)、
嗜酸性粒细胞衍生神经毒素(eosinophil-derived neurotoxin,
EDN)和嗜酸性粒细胞过氧化物酶(eosinophil peroxidase,
EPO),这些颗粒蛋白共同导致胃肠道黏膜损伤,同时,活化的
嗜酸性粒细胞能够分泌大量的促炎细胞因子,如 IL-4、IL-5、
IL-13、集落刺激因子和嗜酸性粒细胞趋化因子,进一步促进嗜
酸性粒细胞活化及向炎症部位趋化。IL-5 则特异性促进嗜酸
性粒细胞向消化道浸润转移,并对维持嗜酸性粒细胞活化及存
活具有重要作用。活化的嗜酸性粒细胞还可释放转化生长因
子-β1 参与消化道纤维化和结构重塑。

三、临床特征

(一) 临床特点

1. 典型 EG 特征与常见症状　以胃肠道弥漫或局限性嗜酸
性粒细胞浸润、胃肠道水肿增厚为特点。常同时伴有周围血的嗜
酸性粒细胞增多。EG 缺乏特异临床表现,80% 病例有胃肠道症
状,常表现为较急性的上腹部痉挛性疼痛,可伴恶心、呕吐、发热、
腹泻。腹痛发作常无规律性,与进餐与否无关,用抗酸解痉剂不
能缓解。黏膜受累者可有消化道出血症状。肌层受累者可有消
化道不全梗阻征象,及胃肠动力障碍。病程可长达数十年,慢性
病者可出现体重下降、腰背痛,儿童有生长发育不良等。

2. 典型 EoE 症状　表现为反复呕吐、反流、吞咽困难。
早期食管受累为黏膜炎症及食管运动功能障碍。晚期因食管肌

层慢性炎症、纤维化、瘢痕愈合,形成食管继发性狭窄变形,进而导致吞咽困难、食管上段扩张等类似于贲门失弛缓症样症状。部分患儿后期需要胃造瘘解决进食问题。

3. 典型 EoP 症状 EoP 患儿多数表现为慢性腹泻、便血,病情反复波动,用肠道感染不能解释。部分患儿表现为反复漏便、大便频次多,大便稀、带黏液,每次大便量少,类似于肠易激综合征样症状。EoP 与食物蛋白诱导的直肠结肠炎(FPIP)在病程上有重叠,总体而言,EoP 较 FPIP 病情更重,FPIP 单纯饮食规避多数能显著缓解,EoP 单纯饮食规避则不一定能完全缓解病情,多数需要激素、抗过敏药等辅助药物治疗。因此,对于饮食规避效果差的 FPIP 患儿,有必要完善内镜检查,明确结肠组织嗜酸性粒细胞浸润情况,若嗜酸性粒细胞浸润达到 EoP 诊断标准,则可诊断为 EoP。

4. 发病年龄 嗜酸细胞性消化道疾病可发生于任何年龄阶段。儿童多见,尤其是 5 岁以下儿童患病率最高,且多数与食物过敏相关。在成人中则以青壮年好发,以 20~50 岁发病最多,男女均可发病,男多于女。

5. 病变累及范围 病变可侵犯自咽部、食管,直至结肠、直肠的全消化道黏膜。其中我国以累及胃(胃窦)和小肠(近端空肠)最为多见,累及结肠者,以盲肠及升结肠较多见,也有仅累及直肠的报道。欧美国家以累及食管较为多见。此外,嗜酸细胞性消化道疾病还可累及肝脏、胆道系统及肺部,引起嗜酸细胞性肝炎、胆囊炎及肺炎。嗜酸细胞性消化道疾病的临床症状和体征依赖于消化道受累范围及胃肠壁受累浸润深度。按浸润范围可分为:局限型和弥漫型;按受累深度可划分为:黏膜型、肌层型及浆膜型。

6. 过敏病史　儿童与食物过敏密切相关,有特殊食物过敏史或可能与某些食物有关,部分患儿与呼吸道过敏相关。而成人很少能找到确定的过敏相关食物品种,成人有药物或毒素引起本病的报道。约半数患者伴有其他过敏性疾病,如湿疹、哮喘、过敏性鼻炎等。部分患者能发现慢性湿疹、季节性荨麻疹、血管神经性水肿、皮肤划痕性荨麻疹、足踝部水肿等皮肤过敏线索。但成人也可以过敏史不明确。

(二)按受累部位分为两型

1. 局限型　局限型多见于 40~60 岁,男女发病率无明显差别。主要症状为上腹部痉挛性疼痛、恶心、呕吐,起病较急,病程较短。成人患者过敏史常不明显,外周血象仅少数有嗜酸性粒细胞增多。以胃窦部病变最多见,X 线胃肠钡餐造影可显示胃窦增厚、僵硬、胃窦部狭窄,可有光滑圆形或卵圆形及分叶状充盈缺损,类似肿瘤。胃镜检查见胃黏膜充血、水肿,有息肉样肿块,呈坚实或橡皮样、平滑、无蒂或有蒂的息肉状,突入腔内可导致幽门梗阻,常易误诊为肿瘤或克罗恩病。组织活检病理检查可见大量嗜酸性粒细胞浸润。

2. 弥漫型　弥漫型多见于 30~50 岁,男性略多于女性。病程可长达数十年。80% 患者有胃肠道症状,主要表现为上腹部痉挛性疼痛,伴恶心、呕吐、发热,发作无明显规律性,可能与某些食物有关,用抗酸解痉剂不能缓解,但可自行缓解。弥漫型肠道病变多为弥漫性,内镜下往往表现为黏膜水肿、充血、增厚,偶见浅表溃疡和糜烂。受累肠壁水肿、增厚、浆膜面失去光

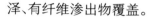

泽、有纤维渗出物覆盖。

（三）按病理受累深度划分

1. 黏膜型（Ⅰ型） 病变仅侵犯到胃肠黏膜组织，多出现上消化道出血、呕血、黑粪、腹泻及体重减轻等。进食特殊过敏食物可使症状加重。体检可发现皮肤湿疹、荨麻疹、足踝部水肿等。病变广泛时出现小肠吸收不良、蛋白丢失性肠病、低蛋白血症、缺铁性贫血等全身性表现，儿童及青少年可出现发育不良、生长迟缓，女性可有继发性闭经。进食特殊过敏食物可使症状加重。约50%的患者有哮喘或过敏性鼻炎、湿疹或荨麻疹病史。体检可发现皮肤湿疹、荨麻疹、足踝部水肿等。粪便潜血试验阳性，可有夏科-雷登结晶。80%患者外周血嗜酸性粒细胞增高。血清蛋白降低，D-木糖耐量试验异常。内镜检查可见黏膜充血、水肿或糜烂，黏膜活检有嗜酸性粒细胞浸润。X线胃肠钡餐检查正常或显示黏膜水肿征。

2. 肌层型（Ⅱ型） 嗜酸性粒细胞浸润深达肌层，引起胃、小肠壁显著增厚、僵硬。临床主要表现为完全性或不完全性幽门和小肠梗阻的症状及体征，如恶心、呕吐、腹痛，抗酸药或抗胆碱药难以缓解。X线胃肠钡餐检查显示幽门狭窄，蠕动减少或胃窦多个息肉样充盈缺损，小肠结肠动力障碍。诊断靠胃、小肠活检可见广泛成熟的嗜酸性粒细胞浸润到黏膜下，并通过肌层向浆膜层延伸。

3. 浆膜型（Ⅲ型） 浸润以浆膜下层为主，相对少见，占整个嗜酸细胞性消化道疾病的10%左右。可导致腹水或胸水，积液中含大量的嗜酸性粒细胞。剖腹探查常见小肠浆膜增厚及嗜酸性粒细胞浸润。胃浆膜病变也可见到类似改变。本型可单独存在,亦可与其他两型合并存在。

(四)临床并发症

1. 生长发育迟滞　儿童及青少年期发病可导致生长发育迟缓,并可有慢性贫血、青春期闭经等表现。

2. 消化道梗阻　以肌层受累为主时的典型临床表现为肠梗阻或幽门梗阻,出现腹胀、呕吐等相应症状和体征。嗜酸性粒细胞浸润食管肌层者,可引起贲门失弛缓症、食管变形狭窄及狭窄上段扩张。

3. 多浆膜腔积液　以浆膜层受累为主者,可出现腹腔积液、胸腔积液,积液中可见大量嗜酸性粒细胞。

● 四、辅助检查

(一)实验室检查

1. 血液检查　70%~80% 的患者有外周血嗜酸性粒细胞增多,但部分患者可不伴外周血嗜酸性粒细胞增高。黏膜、黏膜下层及肌层病变为主的患者,外周血嗜酸性粒细胞绝对值可达 $(1~2) \times 10^9/L$。浆膜型 EG 较其他亚型有着更高的嗜酸性粒细胞绝对值,可高达 $8 \times 10^9/L$。黏膜型患者因消化道出血,常常伴有缺铁性贫血。小肠受累者,外周血嗜酸性粒细胞绝对值往往也显著升高。嗜酸性粒细胞绝对值升高是 EG 发生并发症或严重疾病相关的独立因素,故可以用于评估疾病复发可能。

2. 血生化等指标　可伴有血清白蛋白降低,血总 IgE 增高,血沉增快。

3. 粪便检查　粪便检查的意义是除外肠道寄生虫感染,有的可见到夏科-雷登结晶,大便常规检查潜血常呈阳性,有些患者有轻中度脂肪泻。Cr 标记白蛋白增加,α-抗胰蛋白酶清除率增加,D-木糖吸收试验异常。

(二)影像学检查

1. X 线钡剂造影检查　X 线钡餐检查缺乏特异性,但对于排除其他疾病有一定意义,对于消化道明显狭窄、明显黏膜病变及消化道整体表现有参考价值。造影下可见黏膜水肿,皱襞增宽,呈结节样充盈缺损,胃肠壁增厚,腔狭窄及梗阻。

2. CT、MRI 及多普勒彩色超声等检查　均被广泛用于嗜酸细胞性消化道疾病的诊断和鉴别诊断。EG 患者腹部 CT 可见胃肠壁增厚、水肿、僵硬、结节样改变、肠腔狭窄及腹腔积液等表现。儿童 EG 及 EoP 患者 CT 扫描结果可类似于克罗恩病,可见以盲肠或回肠末端为主的结肠壁增厚,浆膜受累者可表现为肠壁向心性增厚、肠系膜淋巴结肿大及腹腔积液。

3. 胃肠内镜检查　内镜检查及内镜下黏膜活检,适用于黏膜和黏膜下层病变为主的嗜酸细胞性胃肠炎。镜下可见黏膜皱襞粗大、充血、水肿、溃疡或结节,但这些表现常缺乏特异性。累及胃体者,胃镜下见胃黏膜充血、水肿,有息肉样肿块,呈坚实或橡皮样、平滑、无蒂或有蒂的息肉状,突入腔内可导致幽门梗阻,常易误诊为肿瘤或克罗恩病。累及肠道者,肠镜下往往表现为黏膜水肿、充血、增厚,偶见浅表溃疡和糜烂。受累肠壁水肿、增厚、浆膜面失去光泽、有纤维渗出物覆盖。小肠绒毛变平可能是 EG 内镜下的一个特征性表现。EoE 患者食管可表现为瘢痕狭窄、食管环状皱褶，部分患儿有散在食管纤维素样白膜附着，这与真菌性食管炎非常相似，因而常被误诊为真菌性食管炎。值得注意的是，研究显示有相当一部分患者（可高达 50%~80%）内镜下肉眼观可基本正常，需要活检才能诊断。因此怀疑 EoE、EG 及 EoP 时，内镜表现无论正常或异常均应取材活检，对于高度疑诊者若初次活检为阴性，应再次内镜多点位取活检（≥6 处），并在同一点位深挖活检。嗜酸细胞性食管炎内镜下表现见图 6-1。

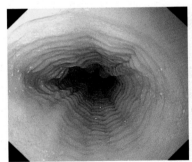 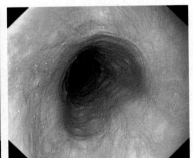

食管中段　环形皱褶　　　　　　　食管上段　瘢痕狭窄

图 6-1　嗜酸细胞性食管炎内镜下改变

（三）病理活检

1. 整体组织学特点　从病理上证实有大量嗜酸性粒细胞浸润，对确诊有价值。组织学特点包括：①由纤维母细胞与胶原纤维所构成的黏膜下基质水肿；②基质有大量嗜酸性粒细胞和淋巴细胞浸润，可同时伴有巨噬细胞、巨细胞或组织细胞浸润；

③黏膜下血管、淋巴管、肌层、浆膜和肠系膜淋巴结均可受累,伴有黏膜溃疡与有蒂或无蒂的肉芽肿。嗜酸性粒细胞浸润可仅局限于胃肠壁,亦可呈穿壁性。

2. 按浸润深度划分 根据嗜酸性粒细胞浸润胃肠壁的程度分为:①黏膜病变型:黏膜内大量嗜酸性粒细胞浸润,伴明显的上皮细胞异常,肠绒毛可完全消失,导致失血、缺铁、吸收不良和蛋白丢失等;②肌层病变型:浸润以肌层为主,胃肠壁增厚,呈结节状,导致狭窄与不全性阻塞;③浆膜病变型:浸润以浆膜为主,浆膜增厚,并可累及肠系膜淋巴结,有腹水形成。

3. 活检方式 ①胃肠镜下黏膜活检:胃、小肠活检可见广泛成熟的嗜酸性粒细胞浸润到黏膜下,并通过肌层向浆膜层延伸。②手术胃肠全壁层活检:胃肠内镜下活检因取材较浅,仅能取到黏膜层及黏膜下层,对于肌层和浆膜层受累为主的患者价值不大。故对怀疑肌层和浆膜层受累者,需经手术全壁层活检病理证实。剖腹探查及腔镜探查术中,常见小肠浆膜增厚及嗜酸性粒细胞浸润,胃浆膜病变也可见到类似改变(图 6-2)。

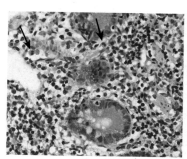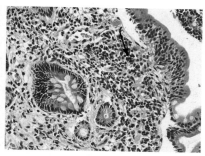

结肠活检,×100,黑色箭头所指为嗜酸性粒细胞

图 6-2 嗜酸细胞性胃肠炎病理见大量嗜酸性粒细胞浸润

（四）胸腹水检查

有胸腹水者,进行诊断性腹腔、胸腔穿刺检查有助于协助诊断。腹水检查为渗出性质,涂片染色可见大量嗜酸性粒细胞。

（五）外科手术活检与探查

1. 腹腔镜检查　腹腔镜下缺乏特异性表现,轻者仅有腹膜充血,重者可类似于腹膜转移癌。腹腔镜检查的意义在于进行腹膜活检、胃肠全壁层活检、胃肠浆膜层活检,得到病理诊断。

2. 手术探察　对于怀疑嗜酸细胞性消化道疾病者,一般不行剖腹探查术来证实,但当有肠梗阻或幽门梗阻或怀疑肿瘤时,需要进行剖腹探查手术。

● 五、诊断与鉴别诊断

（一）诊断标准

本病主要根据临床表现、实验室检查、影像学检查及病理检查结果进行诊断。

1. EG 的 Talley 标准　①存在胃肠道症状;②活检病理显示从食管到结肠的胃肠道有 1 个或 1 个以上部位的嗜酸性粒细胞浸润,或有放射学结肠异常,伴周围嗜酸性粒细胞增多;③除外寄生虫感染和胃肠道外嗜酸性粒细胞增多的疾病,如结缔组织病、嗜酸粒细胞增多症、克罗恩病、淋巴瘤、原发性淀粉样变性、Menetrieri 病等。

2. EG 的 Leinbach 标准　①进食特殊食物后出现胃肠道症状和体征;②外周血嗜酸性粒细胞增多;③组织学证明胃肠道有嗜酸性粒细胞增多或浸润。

3. 临床常用诊断标准　①嗜酸细胞性食管炎(EoE):≥15~20Eos/HFP,60% 的患儿有食管受累;②嗜酸细胞性胃肠炎(EG):≥20Eos/HFP,52% 患者胃部受累,79% 为近端小肠受累;③嗜酸细胞性直肠结肠炎(EoP):>20~50Eos/HFP。部分研究认为儿童生理状态下,结肠即可有一定量的嗜酸性粒细胞浸润,以 >50~70 Eos/HFP 作为诊断标准更有特异性。EoP 更好发于 <6 个月的婴幼儿,为过敏性结肠炎中的一种类型,并与食物蛋白诱导的直肠结肠炎有疾病谱重叠。

(二)鉴别诊断

EG 诊断时需要注意的是,多种疾病可导致胃肠道嗜酸性粒细胞升高,如药物或食物过敏、寄生虫感染、恶性肿瘤、结缔组织病、嗜酸性肉芽肿和高嗜酸粒细胞综合征等,临床工作中应注意甄别是否误诊或合并上述疾病。

1. 功能性消化不良　嗜酸细胞性消化道疾病患儿可有腹痛、恶心、呕吐、腹胀等消化不良症状,但常缺乏特异性,对于以消化不良为主要表现的患儿要与消化性溃疡、反流性食管炎、胃癌、慢性胰腺炎等鉴别。

2. 其他原因导致的胃肠道不全梗阻　EG 肌层型及 EoE 患儿,可发生肠梗阻、幽门梗阻及食管梗阻。要注意除外胃肠肿瘤、淋巴瘤、家族性息肉病、寄生虫感染等其他引起不全梗阻的疾病。

3. 嗜酸粒细胞增多症　是一种病因未明的全身性疾病,也可累及胃肠道。60% 累及肝脏、14% 累及胃肠道,弥漫性嗜酸细胞性胃肠炎除胃肠道外,常有 50% 累及胃肠道外的器官,并有消化道外症状,如哮喘、肝功损害等表现。其疾病谱与 EG 有部分重叠。

4. 肠道寄生虫感染　也可有外周血嗜酸性粒细胞增多,大便夏科-雷登结晶。也可引起多种非特异性消化道系统症状。反复检查粪便虫卵及血寄生虫抗体检查可以协助鉴别。部分患者可在内镜下发现寄生虫,并取虫体活检。

5. 其他变态反应性疾病　如支气管哮喘、过敏性鼻炎、荨麻疹,除可有外周血嗜酸性粒细胞增高外,各有其对应的消化系统外临床症状。此类疾病也常常伴有部分消化道症状,但消化道症状非主要症状,胃肠镜下活检嗜酸性粒细胞浸润也较少,达不到嗜酸细胞性消化道疾病的诊断标准。

6. 嗜酸性肉芽肿　主要发生在胃、大小肠,呈局限性包块,外周血嗜酸性粒细胞一般不升高,病理学特点为嗜酸性肉芽肿混于结缔组织基质中。

7. 风湿性疾病、各种血管炎　如变态反应性肉芽肿病(Churg-Strauss 综合征)和结节性多动脉炎,其他结缔组织病如硬皮病、皮肌炎和多发性肌炎可累及胃肠道,出现腹痛、消化不良等症状,可出现不同程度的外周血嗜酸性粒细胞增多。胃肠镜下黏膜活检及小肠活检有助于鉴别诊断。

六、治疗

本病的治疗原则是祛除过敏原,抑制变态反应和稳定肥大细胞,达到缓解症状,清除病变。本病是一种自限性变态反应疾病,研究显示 30%~40% 的患者可自行缓解。

(一)饮食控制

研究证明,饮食疗法可有效治疗嗜酸细胞性胃肠炎。尤其是儿童患者,应积极寻找并规避可疑食物过敏原。虽然饮食控制不一定能治愈本病,但在制订治疗方案时,应该把饮食控制作为首先应用的基本措施。

1. 特定食物或致敏原的饮食回避法 对于有确定的过敏食物、或有可疑的过敏食物或药物、或检测到数量较少的食物变应原抗体时,可采取消除特定食物的饮食回避疗法。有些特异性食物,如牛奶(特别在儿童)、蛋类、肉类、鱼、虾等,进行规避及控制进食后,部分患儿的症状可以减轻。

2. "序贯排除法"逐个规避 对没有明确食物和药物过敏史者,若能捕获食物特异性抗体阳性结果(IgE 或 IgG 抗体),可根据特异抗体阳性程度,采取序贯法逐个排除可能引起致敏的食物。并随访观察饮食规避与疗效间的相关性,以进一步确定致敏原。

3. 经验性饮食剔除疗法 对没有明确食物和药物过敏史,且未检测到特异食物变应原抗体时,可采取经验性饮食剔除,回避容易引起过敏的 8 大类食物,包括豆制品、小麦、牛奶、鸡蛋、坚果/树果、鱼、海鲜贝类及花生。许多患者在饮食剔除可能致病的食物或药物后,腹部疼痛和腹泻症状能迅速改善,特别是以黏膜病变为主的患者,效果更明显。

4. 要素饮食疗法 要素饮食疗法是指去除所有存在致敏原食物的治疗方法。当检测到广泛、多种、多重的食物变应原及其抗体强阳性者(IgE 与 IgG 抗体阳性谱重叠且吻合),可采取半要素饮食或要素饮食,如深度水解配方及氨基酸配方。其疗效肯定,但存在费用高、患者依从性差等弊端,患者很难长期维持。需要注意的是,要素饮食的疗效与患儿依从性呈正比。

5. 食物规避疗程与随访 饮食规避基本疗程至少 4~6 周,后期务必观察饮食规避与疗效的相关度。尤其对于食物过敏证据不足的患儿,更应密切随访,以进一步确定致敏原与发病之间的关联度。若规避 4~6 周后临床显示有效,则应继续规避致敏的食物至少半年。

6. 食物再引入 当剔除食物再摄入时,可引起症状再现。因此,在饮食治疗有效后(症状减轻,外周血及组织学嗜酸性粒细胞浸润缓解),应缓慢地从致敏性最低的食物品种逐渐添加。

(二)糖皮质激素的应用

本病对糖皮质激素敏感,并具有良好疗效,也是最有效的药物。激素治疗的原则是以最小浓度达到症状改善及缓解组织学嗜酸性粒细胞浸润,而不是高浓度控制嗜酸性粒细胞浸润。值得注意的是,由于嗜酸细胞性消化道疾病有一定的自发缓解率,且激素治疗副作用较多,因此并非每位患儿都需进行全身性激素治疗,尤其是对于轻症患儿。激素治疗方案很多,包括如下:

1. **泼尼松** 是最常用且有效的方法。儿童以泼尼松 1~2mg/（kg·d）起始，每日最大剂量 40mg。成人 0.5~1mg/（kg·d），20~40mg/d 起始，多数病例在用药后 1~2 周内症状改善，表现为腹部痉挛性疼痛迅速消除，腹泻减轻和消失，外周血嗜酸性粒细胞降至正常水平。以腹水为主要表现的浆膜型患者，常在激素应用后 7~10 天腹水完全消失。2 周后激素开始逐渐减量维持，通常总疗程为 2~6 周，部分患者需小剂量长期维持数周，甚至数月，复发患者需长期低剂量（成人 5~10mg/d）维持治疗，达到完全缓解后，根据病情逐渐停药。

2. **布地奈德** 对于病变局限于消化道内的患儿，吞咽激素类药物（如吞咽氟替卡松、口服布地奈德混悬液）是消化道局部用药的首选，其药效仅局限于消化道内，无全身性副作用。布地奈德作为一种更安全的药物治疗 EG 疗效良好，大多数成年患者服用布地奈德 9mg/d 后可达临床缓解，长期维持治疗剂量为 3~6mg/d。布地奈德口服肠溶制剂对累及食管、回肠、右半结肠的儿童有效。布地奈德常用剂量 <10 岁为 1mg/d，>10 岁为 2mg/d，无效可增加至 2.8~4.0mg。

3. **静脉用激素** 一般情况下，激素治疗的近期及远期疗效均较好，对于口服激素无效者，应改用等量激素全身性静脉治疗。如静脉使用激素仍无效，则应重新评估，是否存在合并感染或其他疾病（如克罗恩病等）的可能。

（三）抗过敏药

1. **色甘酸二钠（色甘酸钠）** 系肥大细胞膜稳定剂，抑制其脱颗粒反应，防止组胺、慢反应物质和缓激肽等介质的释放，而发挥抗过敏作用。色甘酸二钠的成人用法为 200mg,每日 4 次(最大 1 200mg/d),疗程从 6 周至 5 个月不等。儿童饭前口服 100mg,每日 4 次[最大 40mg/(kg·d)],一旦控制症状可以减少剂量。色苷酸钠一般不作为单一用药治疗 EG,多与其他药物联合应用。

2. 孟鲁司特钠　作为一种选择性、竞争性结合白三烯的受体拮抗剂,可以阻断 CYS-LT1 受体所导致的白三烯 D4 作用(如血管通透性增加、平滑肌收缩及趋化),从而达到治疗的目的。孟鲁司特钠对难治性 EG 治疗有效,可用于联合用药诱导缓解,也可用于单药维持治疗。其与糖皮质激素联用时,可作为糖皮质激素的激动剂。推荐剂量:1~5 岁儿童,每次 4mg;6~14 岁儿童,每次 5mg;14 岁以上同成人用量,每次 10mg,均为睡前每天 1 次口服。

3. 酮替芬　是 H_1 受体拮抗剂及肥大细胞稳定剂,可改善症状,减少组织中嗜酸性粒细胞浸润。成人使用方法推荐起始量每天 1mg(1 片),晚上服用,逐渐增加至 2~4mg/d,疗程为 1~4 个月。酮替芬可用于儿童难治性 EG 的辅助治疗,但在 3 岁以下儿童不建议服用,3 岁以上儿童每天用量 0.03mg/kg,睡前服用。

(四) 免疫抑制剂

个别病例激素治疗不能完全消除症状者,可加用免疫抑制剂。常用的有硫唑嘌呤,成人每天 50~100mg,推荐起始剂量为 2~2.5mg/(kg·d);或 6-巯嘌呤,儿童 1~2mg/(kg·d)。

（五）手术治疗

病变局限、以肌层浸润为主的患者,常有幽门梗阻或小肠梗阻,对于药物治疗效果不佳,以及出现完全性幽门梗阻、肠梗阻情况的,可考虑手术治疗,行胃次全切除、肠段切除或胃肠吻合术。但因基础疾病仍存在,变态反应性炎症仍存在。故多数患者术后极易复发,故术后需用激素维持治疗。术后如仍有症状或嗜酸性粒细胞升高者,可应用小剂量泼尼松每天 5mg 或 2.5mg 口服,维持治疗。

（六）生物制剂

生物制剂的应用已成为研究热点,尽管尚未广泛用于临床,但可能成为将来的治疗发展方向。

1. 维多珠单抗　是 α4β7 整合素蛋白的人类单克隆抗体,通常用于炎症性肠病的治疗。研究已证实维多珠单抗治疗 EG 的有效性,维多珠单抗可明显改善患者的组织学嗜酸性粒细胞的浸润情况。

2. 奥马珠单抗　奥马珠单抗是一种重组 DNA 衍生的人源化抗 IgE 单克隆抗体。部分嗜酸细胞性消化道疾病患儿是 IgE 参与介导的过敏反应。对于 IgE 水平特别高的患儿,抗 IgE 的靶向治疗已成为 EG 治疗的新方向。奥马珠单抗与人 IgE 具有高亲和力,可以中和游离 IgE,并抑制 IgE 过敏途径,阻断肥大细胞和嗜碱性粒细胞致敏。研究报道奥马珠单抗治疗 EG,可使外周血及胃肠道嗜酸性粒细胞计数显著减少,并显著缓解临床症状。

3. TNF-α 单抗　英夫利西单抗作为一种人鼠嵌合型单抗,通过拮抗肿瘤坏死因子-α 活性发挥作用,目前多用于治疗类风湿性关节炎及克罗恩病,仅零星的案例报道治疗 EG 有效。

4. 其他单抗制剂　还有很多针对炎症及过敏途径上的单抗生物制剂,有用于 EG 治疗的相关报道,但均尚在研究阶段,尚未广泛临床应用。如:①唾液酸结合免疫球蛋白样凝集素(Siglec)-8Siglec-8 靶向抗体;②抗 IL-4 单克隆抗体;③抗 IL-13 抗体;④IL-5 的靶向生物制剂,目前包括美泊利单抗、瑞利珠单抗、贝那利珠单抗。

(七)粪菌移植

已有研究证实粪菌移植在 EG 及 EoP 治疗中有效,尤其对于长期腹泻的 EoP 患者,能迅速改善症状。

● 七、预后

多数嗜酸细胞性消化道疾病患儿是自限性变态反应性疾病,研究显示 30%~40% 的患儿长大后有自行缓解及自愈倾向,虽然本病容易反复发作,但长期随访未见恶变,多数预后良好。儿童期食物过敏相关性的嗜酸细胞性消化道疾病,随着儿童免疫功能发育健全、胃肠道屏障功能发育健全,多数患儿预后良好。

八、诊疗流程图

嗜酸细胞性消化道疾病诊疗流程,见图 6-3。

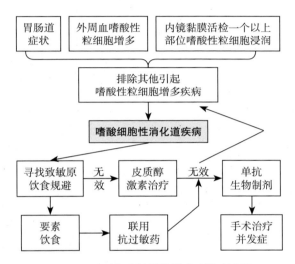

图 6-3 嗜酸细胞性消化道疾病诊疗流程

第七章

蛋白质丢失性
胃肠病

● 一、概述

蛋白质丢失性胃肠病（protein-losing gastroenteropathy，PLG）是一组症状综合征，并非独立疾病，是指各种原因所致的血浆蛋白质从胃肠道丢失，导致低蛋白血症的一组疾病。PLG以大量血浆蛋白质从胃肠道丢失为特征，可以由许多胃肠道和非胃肠道疾病导致或诱发。临床表现为低蛋白血症、血浆胶体渗透压降低、全身水肿、体内蛋白质周转和分解增多。

● 二、病因和发病机制

（一）发病机制

正常人体内，蛋白质具有维持生命活动、营养运输、维持水电解质平衡、维持血浆渗透压等作用。低蛋白血症可导致全身水肿、营养不良等症状。多方面因素可导致低蛋白血症：①食物蛋白摄入不足；②营养不良；③肝脏合成不足；④肾脏疾病蛋白丢失；⑤消耗性疾病蛋白质消耗；⑥消化道蛋白丢失；⑦蛋白质体内重分布。其中引起蛋白质丢失性胃肠病的发病机制包括：

1. 胃肠黏膜糜烂或溃疡，炎症区细胞外溢和炎性液体渗出，导致蛋白渗出或漏出。

2. 黏膜细胞损伤或缺失，导致黏膜通透性增加，血浆蛋白漏入肠腔而丢失。

3. 胃肠淋巴管阻塞，使富含蛋白质的肠间质不能保留在间质中，不能被吸收入血液循环，溢出进入肠腔而丢失。

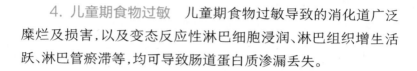

4. 儿童期食物过敏　　儿童期食物过敏导致的消化道广泛糜烂及损害,以及变态反应性淋巴细胞浸润、淋巴组织增生活跃、淋巴管瘀滞等,均可导致肠道蛋白质渗漏丢失。

(二) 相关基础疾病

很多疾病可导致胃肠道蛋白丢失,按病变机制可将蛋白质丢失性胃肠病的基础疾病划分为两类:

1. 消化道疾病　　儿童食物过敏性肠炎、巨大肥厚性胃炎、胃肠息肉病、溃疡性结肠炎、克罗恩病、肠道淋巴管扩张症、淋巴-肠瘘、肠淋巴瘤、肠系膜淋巴结核、胃肠恶性肿瘤、嗜酸细胞性胃肠炎、各种感染性肠炎(病毒、细菌、艰难梭菌、真菌、寄生虫等)、小肠细菌过度生长、显微镜下肠炎、胶原性肠炎、腹膜后肿瘤、非甾体抗炎药相关性肠病、Whipple 病(肠源性脂肪代谢障碍)等。

2. 非消化道疾病　　很多消化系统外疾病也可以累及胃肠道,如系统性红斑狼疮、缩窄性心包炎、充血性心力衰竭、过敏性疾病、心脏 Fontan 术后、获得性免疫缺陷综合征、PEX 综合征(假性剥脱综合征)、淀粉样变、类癌综合征、移植物抗宿主病、干燥综合征、混合结缔组织病、腹部外伤后、腹部放疗后、大面积烧伤、Waklenstrom 巨球蛋白血症、α-重链病、冷球蛋白血症、子宫内膜异位症、婴幼儿全身透明变性等。系统性红斑狼疮累及消化道时,可合并蛋白质丢失性胃肠病,其机制不明,可能是血管炎合并毛细血管瘘。结核合并蛋白质丢失性胃肠病的机制可能与巨噬细胞活化及淋巴管受累有关。

(三) 疾病严重程度影响因素

蛋白质丢失性胃肠病的严重程度取决于 4 方面因素:

1. 蛋白质丢失的多少 胃肠道蛋白质丢失常为非选择性,大小分子蛋白质均可有丢失,因而导致白蛋白、球蛋白、铜蓝蛋白、凝血因子、纤维蛋白原等所有蛋白质全线降低。球蛋白低下可表现为 IgG、IgA、IgM 全线低下,但 IgE 漏出较少见。而肾脏疾病蛋白质的丢失以小分子蛋白质丢失为主。

2. 食物蛋白质摄入量及质量 严重腹泻、呕吐患者,可因不能正常进食、肠道蛋白质吸收不良、不当禁食及饮食限制等因素,导致蛋白质摄入不足,或优质蛋白质比例低下,而导致营养性的低蛋白血症。

3. 肝脏合成蛋白质能力的高低 肝脏参与合成白蛋白、球蛋白、纤维蛋白原、凝血酶原、铜蓝蛋白等。当肝脏出现功能损伤、严重肝硬化时,蛋白质合成能力下降,会出现低白蛋白血症。婴儿期因肝脏合成功能尚未发育健全,合成代偿能力不足,在胃肠道蛋白质丢失基础之上,更易出现低蛋白血症。

4. 非肠道蛋白质分解代谢速度 如肿瘤性蛋白质消耗、慢性病蛋白质分解消耗等。

● 三、临床特征

(一) 临床表现

1. 低蛋白血症 蛋白质丢失性胃肠病会导致血浆白蛋白、

γ球蛋白、纤维蛋白原、转铁蛋白、脂蛋白、血清铜蓝蛋白、凝血因子等体内蛋白质全线降低。球蛋白中 IgG、IgM、IgA 呈均衡性全线降低,但常无 IgE 的降低。

2. 水肿　由于血浆蛋白特别是白蛋白的下降,使血浆胶体渗透压降低,水分从毛细血管渗出至组织间隙,以及继发性醛固酮分泌增多,导致水钠潴留。患者出现下肢水肿最常见,也可见面部、上肢或脐周水肿,全身性水肿相对较少见。重症者可出现多浆膜腔积液。如果仅血清蛋白质丢失,而白蛋白减少不明显者,水肿症状也可不明显。淋巴管扩张时可产生上肢水肿、颜面水肿或单侧性水肿。

3. 消化不良　PLG 患者常有消化道黏膜严重损伤,尤其是小肠绒毛上皮的损伤,会导致脂肪吸收不良、糖类吸收不良、继发性乳糖不耐受等情况。临床上可出现反复腹泻、脂溶性维生素缺乏的症状。

4. 免疫功能降低　由于免疫球蛋白渗漏,IgG、IgM、IgA等水平降低,导致继发性体液免疫缺陷。对于淋巴管阻塞患者,还会同时合并淋巴细胞渗漏和减少,导致患者的细胞免疫功能降低。低蛋白血症可引起血容量减少,组织、器官灌注不良,进一步影响组织愈合,降低自身免疫力。

5. 原发病的临床表现　因引起蛋白质丢失性胃肠病的原发病不同,其症状和体征又各不相同。

(二) 并发症

1. 儿童营养不良　因糖类或脂类物质消化、吸收不佳,患儿可出现消化不良表现,如腹泻、脂溶性维生素缺乏等症状。长期低蛋白血症可以影响儿童营养及生长发育,导致生长发育障碍。

2. 慢性消耗症状　儿童早期常有易疲劳、消瘦、乏力、学习能力减退等症状。严重蛋白缺乏时,可见皮肤干燥、脱屑、色素沉着、头发干枯易脱落、精神不集中、记忆力减退、易兴奋烦躁、表情淡漠等。

3. 贫血　长期脂类、糖类吸收不良,可造成营养不良性贫血。患者可出现头晕、乏力等表现。

(三)体格检查

体格检查可见下肢及全身性水肿,水肿呈凹陷性。严重的低蛋白血症者可合并多浆膜腔积液,查体腹部移动性浊音阳性,下胸部可叩诊浊音。重症腹泻者有不同程度脱水及电解质紊乱征象。

● 四、辅助检查

(一)实验室检查

1. ^{51}Cr-氯化琥珀胆碱测定　其原理是测定血管内注射的放射性大分子在粪便中的丢失情况,来确定蛋白质丢失性胃肠病诊断。虽然这项检查较精确,由于有放射性暴露,且检查繁琐、昂贵、不方便,因此,不适用于儿童作为常规临床检查。

2. α_1-抗胰蛋白酶检查　α_1-抗胰蛋白酶是肝脏合成的一种糖蛋白,人类丝氨酸激酶的主要抑制剂,这种蛋白质分子量与白蛋白分子量相似,占总血清蛋白质的 5%。由于它具有抗蛋白水解酶活性,很少被肠道激酶消化,主要以原形从粪便中排出,而不像其他蛋白质被消化后形成粪氮。因此,可以作为白蛋白在胃肠道丢失的间接测定。测定粪便中 α_1-抗胰蛋白酶浓度,可间接评估胃肠道蛋白丢失情况。大便 α_1-抗胰蛋白酶检测在诊断肠道蛋白质丢失的敏感性为 58%,特异性为 80%。

3. α_1-抗胰蛋白酶血浆清除率 因粪便 α_1-抗胰蛋白酶浓度具有随机性,准确性不高。也有研究定量测定血浆中 α_1-抗胰蛋白酶,并定时收集粪便测定蛋白浓度,进而计算出血浆 α_1-抗胰蛋白酶清除率(表达为 ml/d)。在无腹泻者若 α_1-抗胰蛋白酶清除率 >24ml/d,有腹泻者若 α_1-抗胰蛋白酶清除率大于 56ml/d,提示胃肠道蛋白质丢失有异常。α_1-抗胰蛋白酶清除率和血清白蛋白浓度之间具有良好的负相关性,当血清白蛋白 <30g/L,α_1-抗胰蛋白酶清除率 >80ml/d,蛋白质丢失性胃肠病则诊断明确。但需注意的是,该方法仅适用于检测幽门到结肠的蛋白丢失情况,对胃内蛋白质丢失不准确,因为胃液中 pH<3 时,α_1-抗胰蛋白酶将被破坏而不能测出。同时,由于新生儿胎粪中 α_1-抗胰蛋白酶浓度明显较常规粪便中高,故该检查在 1 周以下的新生儿不准确。大便隐血阳性也可使 α_1-抗胰蛋白酶清除率异常,因肠道出血可明显增加肠道清除率,容易误诊。目前认为血浆 α_1-抗胰蛋白酶清除率是检测成人及儿童胃肠道蛋白质丢失的最好方法,但其检测方法复杂,临床上难以普遍开展。目前尚无更简洁的临床试验方法可准确判定胃肠道蛋白质丢失。

4. 浆膜腔积液检查 有胸水及腹水者,可作诊断性穿刺,行细胞学、生化、蛋白质、乳糜微粒、酶学及恶性细胞等检查,有助于鉴别炎症性及渗出性积液。

(二)放射性检查

1. X线胃肠道造影检查　以下X线征象对鉴别诊断有重要意义。①胃肠黏膜皱襞巨大肥厚,见于肥厚性分泌性胃病;②吸收不良的X线征为肠腔扩张,雪花样或羽毛样钡剂沉着,钡剂呈分节状分布,见于各种伴有吸收不良的蛋白质丢失性胃肠病;③小肠黏膜皱襞普遍增厚见于淋巴瘤、克罗恩病、原发性肠淋巴管扩张症、继发性肠淋巴管阻塞;④小肠黏膜呈结节样改变伴指压征,见于淋巴瘤、克罗恩病。

2. 腹部CT扫描　有助于发现肠系膜淋巴结肿大、结核感染、肿瘤等原发病征象。

3. 淋巴管造影检查　经足淋巴管造影可用于鉴别先天性及继发性肠淋巴管扩张。先天性者可见周围淋巴管发育不良和胸导管病变,造影剂滞留于腹膜后淋巴结,但肠系膜淋巴系统不充盈。后天性者造影剂可反流至扩张的肠系膜淋巴管,并溢出至肠腔或腹膜腔。

4. 锝-99m标记人血白蛋白核素显影　可检测放射核素标记的白蛋白在肠道的渗漏情况,其敏感性及特异性均较高。但检查有放射性。

(三)胃肠镜检查

胃肠镜检查有助于鉴别过敏性肠炎、感染性肠炎、炎症性肠病、肥厚性分泌性胃病等疾病,胃肠镜检查及活检可提示原发基础疾病的特有征象。同时,多块空肠黏膜活检对淋巴瘤、乳糜泻、嗜酸细胞性胃肠炎、胶原性胃肠炎、肠淋巴管扩张症、Whipple 病等诊断有意义。

● 五、诊断与鉴别诊断

(一) 诊断

临床上遇到无法用常见原因解释的低白蛋白血症和水肿,伴有胃肠道疾病临床表现者,应疑诊蛋白质丢失性胃肠病。目前,蛋白质丢失性胃肠病主要是排除性诊断,诊断应包括以下三方面:

1. 有低蛋白血症存在　临床表现为水肿、低血浆蛋白。

2. 排除其他原因的低蛋白　需排除食物蛋白摄入不足、营养不良、肝脏合成不足、肾疾病蛋白丢失及消耗性疾病情况。

3. 有蛋白质从胃肠道丢失证据　粪 ^{51}Cr 白蛋白测定及 α_1-抗胰蛋白酶清除率测定对诊断蛋白质从胃肠道丢失具有较大意义。

4. 原发病的病因诊断　可根据病史、临床表现和必要的实验检查或特殊检查进行综合分析判断。尤其是对于婴幼儿期原因不明的蛋白丢失,在排除肾脏丢失及肝脏合成异常情况下,要高度警惕过敏性肠炎可能。因蛋白质丢失性胃肠病是各种原发疾病的临床表现之一,故在明确原发病诊断后,很少再做蛋白质丢失性胃肠病的诊断。如消化道出血性丢失的,将不再单独用蛋白质丢失性胃肠病来解释低蛋白血症。

（二）鉴别诊断

本病应注意与肝硬化、肾病综合征、甲状腺功能亢进、恶性肿瘤、糖尿病、先天性低白蛋白血症等疾病相鉴别。

1. 淋巴管扩张症　原发性者为先天性淋巴管发育异常，继发性者可见于结核、充血性心衰、缩窄性心包炎、系统性硬化、腹膜炎等。淋巴管扩张症往往同时存在低蛋白血症和外周血淋巴细胞减少，此为特征性表现。乳糜性胸水及腹水也为淋巴管扩张症较特征性的症状。淋巴管扩张症进行淋巴管造影及肠黏膜活检，若见小肠绒毛内扩张的淋巴管即可确诊。

2. 肾脏疾病丢失蛋白　如急性肾炎、慢性肾病等，除肾脏丢失蛋白外，肾脏疾病患者也可同时合并存在肠道蛋白丢失。但胃肠道蛋白丢失与蛋白分子量大小无关，为非选择性丢失，常为各种功能蛋白全面低下。而肾脏蛋白丢失以选择性小分子蛋白丢失为主。尿常规检查及 24 小时尿蛋白检查可协助鉴别诊断。

3. Fontan 手术　是一种对多种复杂性先天性心脏畸形的矫正手术，蛋白质丢失性胃肠病为该手术后并发症之一。其发生机制不清楚。其蛋白质丢失不能单纯以术后血液回流障碍解释，且降低静脉压力和心脏负荷不能明显改善蛋白质丢失状况。部分改良性的 Fontan 手术即是专门针对性预防此并发症。

4. 过敏性肠炎　过敏性肠炎以食物蛋白过敏为主要诱因，但也有呼吸道致敏原致敏的可能，过敏性肠炎多数患儿以腹泻、便血、呕吐为主要表现，可同时伴有经胃肠道的蛋白质丢失。单纯以消化道蛋白质丢失为唯一症状的过敏性肠炎相对较少,此类患儿往往同时伴有隐匿性消化道出血,且以婴幼儿较为多见。对于以蛋白质丢失性胃肠病作为症状诊断的婴幼儿,应该积极寻找食物过敏因素及食物过敏证据,并诊断性饮食规避以观察疗效。

● 六、治疗

(一) 病因治疗

应积极寻找原发病,明确病因针对原发病治疗,才能从根本上治愈蛋白质丢失性胃肠病。病因一旦明确,即应给予相应治疗。在病因尚未明了,或对病因不能采取有效治疗时,先采用对症支持治疗。

(二) 对症支持治疗

1. 饮食调整　应给予高蛋白、高热量饮食,对于高度水肿者应给予限盐饮食及限制水分摄入;对于淋巴管阻塞性疾病者给予低脂饮食,尤其是饮食补充中链甘油三酯有较好治疗效果。其机制为长链甘油三酯经淋巴管吸收,而中链甘油三酯主要经门静脉吸收,中链甘油三酯可降低淋巴管内压力,减少蛋白质丢失,并降低肠道淋巴管负荷。

2. 可疑致敏食物诊断性规避　食物过敏因素诱发的蛋白质丢失性胃肠病婴儿,建议诊断性规避可疑的致敏食物,以减少肠道过敏免疫性损伤。重症食物过敏伴严重胃肠道蛋白丢失的患儿,建议给予要素饮食(氨基酸奶粉)或半要素饮食(深度水解奶粉)喂养。对于食物过敏相关的蛋白质丢失性胃肠病患儿,多数经过单纯的饮食规避或要素饮食调整,短期内即可获得满意疗效。

3. 利尿药　可联合应用保钾与排钾利尿药,如螺旋内酯类和噻嗪类药物,必要时可用呋塞米类强利尿药,以减轻水肿和减少腹水。

4. 纠正低蛋白血症　静脉注射人血白蛋白仅有暂时性效果,成人补充量通常在 10~30g 之间,具体取决于蛋白质流失程度。一般不主张仅靠输注人血白蛋白来纠正低蛋白血症,而需通过病因治疗和饮食调节来提高血浆蛋白质水平。对没有明显水肿和浆膜腔积液的患儿,不一定需要积极的静脉输注来纠正低蛋白血症。

5. 其他对症治疗　有感染者应使用抗生素。维生素缺乏者应补充各种维生素。有抽搐应补充钙、镁等电解质。有重症腹泻症状伴有水电解质紊乱者,需纠正脱水及补充电解质等对症治疗。对伴有脂肪泻及维生素缺乏者,可补充胰酶制剂和维生素。

(三) 手术治疗

引起本病的一些病因需手术治疗才能治愈,如恶性肿瘤、缩窄性心包炎、巨大肥厚性胃炎等。对局限性蛋白质丢失性胃肠病可作病变局部的切除手术。如淋巴管扩张局限于一段小肠者,可作小肠部分性切除术。对于恶性肿瘤或巨大肥厚性胃炎患者,也需手术切除。对因治疗效果不好的淋巴管阻塞及淋巴管扩张患儿,限制长链甘油三酯摄入,采用中链甘油三酯饮食及淋巴-静脉分流术可有助于降低淋巴管压力。

七、预后

确定蛋白质丢失性胃肠病的病因,采用适当的外科、药物及饮食干预,可部分或完全减轻患者的低蛋白血症、水肿等临床症状。儿童患者诊治不及时易引起生长发育障碍。恶性肿瘤所致者预后不良。对于食物过敏引起的蛋白质丢失性胃肠病患儿,经过饮食调整及饮食规避后,往往预后良好,多数症状能在饮食规避后短期内缓解。

八、诊疗流程图

蛋白质丢失性胃肠病诊疗流程,见图 7-1。

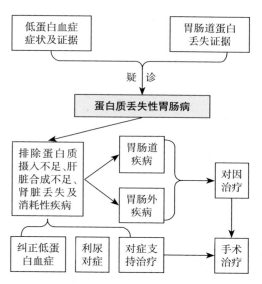

图 7-1　蛋白质丢失性胃肠病诊疗流程

第八章

腹型过敏性紫癜

● 一、概述

过敏性紫癜（Henoch-Schonlein purpura，HSP）是多病因在遗传背景易感因素下，导致的以小血管受累为主的系统性血管炎，是一种常见的变态反应性血管炎性疾病。过敏性紫癜是机体对某些致敏物质产生变态反应，导致毛细血管通透性增加，引起皮肤、关节、胃肠道和肾小血管炎症和出血。该病具有一定的遗传易感性。其临床按病变部位分为几个型别，包括单纯型、胃肠型、关节型、肾型、混合型、其他型。其中以腹部症状突出者称为腹型。腹型过敏性紫癜因未出皮疹或皮疹出疹延迟，常常不易识别，导致出疹前诊断困难。过敏性紫癜在4~10岁的儿童最为常见，约75%的患者为 <10岁的儿童，男性比女性更好发，秋冬初春季为好发季节，夏季较少发作。过敏性紫癜一般呈良性、自限性病程。

● 二、病因和发病机制

（一）发病机制

过敏性紫癜的病理机制尚不完全清楚，是多因素综合作用的结果。过敏性紫癜总体而言是变态反应性血管炎，其可能涉及的病理机制有：①是一种累及小血管的Ⅲ型变态反应；②过敏性紫癜的血管炎是以白细胞碎裂性血管炎为主，因此血管壁炎症以中性粒细胞浸润为主；③过敏性紫癜血管炎以 IgA 免疫复合物沉积为主，也可有 IgG 循环免疫复合物及 IgE 介导变态反应参与;④过敏性紫癜还存在细胞免疫失衡,有 T 细胞亚群功能改变的证据;⑤病理机制还涉及补体、细胞因子、炎症介质等合成异常,多种刺激因子及氧化应激过程激活等因素。常见的变态反应分类,见表 8-1。

1. 病理机制(I)　IgA 免疫复合物沉积为主的血管炎是过敏性紫癜最重要机制。

（1）CHCC 2012 教 堂 山 共 识 会 议（2012 Revised International Chapel Hill Consensus Conference Nomenclature of Vasculitides）上,将过敏性紫癜更名为 IgA 相关血管炎（IgAV）,是因为 IgA 介导的抗原-抗体循环免疫复合物沉积在过敏性紫癜的病因机制中起核心作用。

（2）异常糖基化的 IgA1 免疫复合物沉积机制:IgA 有两个亚型,IgA1 和 IgA2,但只有 IgA1 对过敏性紫癜的致病有直接影响。研究显示,IgA1 铰链区糖基化异常,半乳糖缺乏型 IgA1（Gd-IgA1）升高,是过敏性紫癜主要病理机制。IgA 循环免疫复合物沉积,不是 IgA 分泌水平增加,而是 IgA1 铰链区糖基化异常,导致 IgA1 的结构变化,低糖基化的 IgA1 与抗原结合后,形成的循环免疫复合物不能被肝脏所识别,不能结合到肝细胞上,导致肝细胞不能清除异常糖基化的 IgA1 循环免疫复合物,使其沉积于小血管壁而诱发炎症。因异常糖基化的 IgA1 是“质”的改变,而非 IgA“量”的改变,所以仅有约 1/3 的患儿能够检测到血 IgA 水平的升高,近一半以上的患儿血 IgA 水平并不升高。

2. 病理机制(II)　其他体液免疫因素参与致病。研究发现,在肾小球系膜区域的沉积免疫复合物中,除了 IgA 外,也检

表 8-1 变态反应分类

变态反应类型		主要病理机制	参与介导	主要损伤	代表性疾病
I型	速发型变态反应	IgE（IgG4 也可参与介导）	嗜酸性粒细胞、肥大细胞、嗜碱性粒细胞脱颗粒	机体生理功能急性紊乱，通常无组织细胞损伤	青霉素过敏，口腔过敏综合征，IgE 介导的食物过敏，哮喘
II型	细胞毒型变态反应	细胞表面抗原与相应抗体（IgG、IgM）结合	巨噬细胞和 NK 细胞	细胞溶解和组织损伤	自身免疫性溶血性贫血，新生儿溶血，链球菌感染后肾小球肾炎，食物过敏
III型	免疫复合物型	抗原 - 抗体循环免疫复合物沉积（IgG、IgM、IgA），中性粒细胞浸润为主	血小板聚集、补体激活，肥大细胞和嗜碱性粒细胞脱颗粒释放血管活性胺	白细胞碎裂性血管炎	系统性红斑狼疮、过敏性紫癜、风湿类风湿、食物过敏
IV型	迟发型变态反应	效应 T 细胞与相应致敏原作用	单个核细胞（巨噬细胞、淋巴细胞、NK 细胞浸润	组织细胞变性坏死为主的炎症反应	接触性皮炎、胞内寄生菌（结核、麻风）、真菌和病毒引起的传染性变态反应、非 IgE 介导的食物过敏反应

测到了其他免疫球蛋白分子,提示其他免疫球蛋白也可能参与致病因素,其中包括:

(1)B淋巴细胞的过度反应:多克隆B淋巴细胞的活化参与过敏性紫癜致病,其表现为部分患儿免疫球蛋白 IgA、IgE、IgG、IgM 水平增高。

(2)体液免疫的紊乱:包括 IgG 及 IgM 的失衡紊乱。如在部分过敏性紫癜肾炎的儿童中也发现了血清 IgM 沉积。IgG 介导的循环免疫复合物沉积也在过敏性紫癜患者中有被发现。且临床上发现,食物过敏原及呼吸道过敏原的特异性 IgG 抗体多项强阳性与过敏性紫癜发病之间具有关联性,这提示食物抗原及呼吸道过敏反应可能是过敏性紫癜的诱发因素之一。

(3)IgE 介导的炎症反应及嗜酸性粒细胞驱化反应:约 30% 的过敏性紫癜患儿有血清 IgE 水平升高。部分患儿伴随外周血嗜酸性粒细胞比例及绝对值增高。这提示过敏性紫癜与各种致敏原诱发的变态反应相关。

(4)细胞因子分泌异常:过敏性紫癜患儿常伴有多种炎症因子的高表达,如 IL-6、IL-8、IL-10(保护性因子)、TGF-β1 过度表达。

(5)补体系统激活:部分过敏性紫癜患儿伴有血清补体 C3 和 C4 水平的变化,并能发现补体 C3 在血管壁的沉积。

3. 病理机制(Ⅲ)　细胞免疫的失衡参与致病。

(1)T细胞亚群的不平衡以及功能障碍:①辅助性 T 细胞(helper T cell,Th)和调节性 T 细胞(regulatory T cell,Treg)在 CD4$^+$T 细胞功能的发挥中起重要作用,Th1/Th2、Th17/Treg 的平衡失调是过敏性紫癜的病因之一。Th2、

Th17 细胞过度活化和 Treg 抑制功能降低,贯穿了整个过敏性紫癜发病的病理过程。②T 淋巴细胞分为两个主要亚群:$CD4^+$ 和 $CD8^+$。在过敏性紫癜中,$CD4^+/CD8^+$ 比值下降,可作为评估过敏性紫癜严重程度,以及警惕伴随肾脏损害可能的参考指标。

（2）NK 细胞功能异常:部分过敏性紫癜患者中发现有 NK 细胞功能的下调,这可能会影响感染源的早期清除,进而过度诱导 B 细胞活化和增殖,并增强抗体过量产生。

（二）常见诱发因素

1. 感染因素　　是过敏性紫癜最大且最常见的诱发因素,是由病原体的超抗原或交叉抗原诱导的变态反应性血管炎。

（1）细菌感染:A 组链球菌感染是过敏性紫癜最重要的诱发因素,其也是肾小球肾炎的重要诱发因素。其他细菌感染还包括幽门螺杆菌、流感嗜血杆菌、金黄色葡萄球菌,也是诱发过敏性紫癜发作及复发的常见原因。

（2）病毒感染:EB 病毒、柯萨奇病毒、巨细胞病毒、腺病毒、肝炎病毒的超抗原反应,均可诱导过敏性紫癜的变态反应发作。

（3）特殊病原体:肺炎支原体感染常合并免疫变态反应损伤,因支原体无胞壁结构,其构造介于细菌与病毒之间,且同人体组织有类同结构抗原,常诱发机体产生自身免疫抗体,并诱发变态反应发生。结核感染也可诱发过敏性紫癜复发及发病。

（4）原生动物及昆虫异体蛋白:虫咬皮炎过度反应、阿米巴、蛔虫、汉赛巴通体、肠道滴虫/毛虫,以及其他寄生虫的异种蛋白,均有可能诱发变态反应性血管损伤。

2. 食物过敏因素及呼吸道过敏因素 隐匿性食物过敏及呼吸道过敏反应,是年长儿过敏性紫癜的重要诱发因素。此类患儿往往能询问到婴儿期湿疹、食物过敏病史、呼吸道过敏疾病史、各种慢性皮疹病史。在食物过敏中,年长儿以鸡蛋最为多见,其次是牛奶、海鲜及其他蛋白丰富食物。过敏性紫癜患儿往往能捕获到多项食物特异性 IgE 及 IgG 抗体强阳性。患儿的呼吸道过敏变应原以尘螨、屋螨、真菌、猫毛、狗毛呈强阳性最多见,此类患儿多有变态反应遗传易感性,部分患儿可发现 IgE 增高或嗜酸性粒细胞增高。因此,对于反复复发的患儿,有必要找寻并规避可能的潜在致敏原。

3. 疫苗接种反应诱发 麻腮风疫苗、流感疫苗、乙肝疫苗、狂犬疫苗、流脑疫苗、卡介苗等疫苗接种,因疫苗存在异种蛋白抗原及超抗原,有遗传背景易感倾向的患儿可诱发过敏性紫癜发作。

4. 遗传易感背景 基因决定的 IgA1 铰链区糖基化异常,人类白细胞抗原基因(HLA)及 Ras 基因多态性异常,与过敏性紫癜遗传易感性有关,此类患儿也是食物过敏、呼吸道过敏等变态反应疾病的高发人群。

5. 药物诱发 此类在成人较常见,如血管紧张素转化酶抑制剂(ACEI)、血管紧张素酶Ⅱ受体拮抗剂、抗生素和非甾体抗炎药等均可作为超抗原或半抗原,诱发过敏性紫癜发病。

6. 恶性肿瘤 与成人 IgA 血管炎有关,特别是肺癌的早癌期阶段,副肿瘤综合征及伴癌综合征时,可伴发过敏性紫癜。

● 三、临床特征

(一) 临床症状

1. 腹型过敏性紫癜症状

（1）消化道症状:过敏性紫癜患儿的消化道症状为腹痛（80%±）、消化道出血（60%±）、腹泻（10%±）、恶心、呕吐，少有发热。极少数重症过敏性紫癜可伴发热,并有诱发肠套叠、消化道大出血及肠穿孔的可能。

（2）腹痛与出疹时间关系:约60%~70%的过敏性紫癜患儿以消化道症状为首发症状。消化道症状(腹痛等)可先于皮肤紫癜出疹前1~60天出现。腹型过敏性紫癜患儿有40%~60%在1~2个月(平均7天)内出现皮疹,但仍有约10%~20%的腹型过敏性紫癜患儿一直不出现皮疹。

2. 腹型过敏性紫癜特点 消化道症状大于腹部体征。

（1）腹痛为阵发性剧痛:典型表现为阵发性、间歇性、剧烈绞痛,间歇期显著消退或完全消退。腹痛时异常剧烈,间歇期基本消退,因此经常会被医生考虑为癔症及心理因素发作。

（2）腹痛发作具有时间规律性:以夜间及下午发作更为多见,这与人体生物钟及夜间机体激素水平降低有关。

（3）感染中毒症状显著轻于腹痛程度及白细胞升高程度:因过敏性紫癜是白细胞破碎性血管炎,白细胞及C反应蛋白升高很常见,且腹痛剧烈,故经常会被医生误诊为外科急腹症合并严重脓毒症。但过敏性紫癜患儿极少发热,往往感染中毒症状无或极轻微。且在腹痛发作间歇期,症状及体征可呈潮汐样显著消退。故严重血象升高、剧烈腹痛与极轻微感染中毒症状之间,形成了鲜明的不平衡特征,这是腹型过敏性紫癜在出疹前同腹腔感染性疾病鉴别的重要特征。

（4）腹痛症状远重于腹部体征:腹型过敏性紫癜患儿腹痛发作时程度极剧烈,腹痛以脐周为主,多部位、游走性,部位不固定。发作时有压痛,但位置不固定,无明显肌紧张,无反跳痛。重症可伴有轻度腹壁柔韧感。腹部极轻微的外科体征同剧烈腹痛之间明显不平行,且腹痛发作间期腹部体征可完全消退。这是早期诊断腹型过敏性紫癜较为显著的特征。

3. 皮肤表现　腹型过敏性紫癜出疹时间晚于腹痛发病,其皮疹特点见图 8-1。

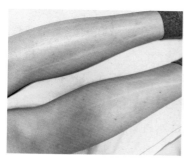 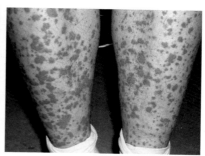

皮肤划痕症阳性　　　　　　　过敏性紫癜典型皮疹

图 8-1　过敏性紫癜的皮肤表现

（1）典型皮疹:为瘀点红疹、瘀斑或荨麻疹样皮疹。皮疹多集中于双下肢和臀部,受压部位对称性。腹型过敏性紫癜的诊断难点在于出疹前能尽早地诊断,对于迟迟不出疹的患儿,根据其他临床特征早期诊断才是关键。待典型过敏性紫癜皮疹出疹后,过敏性紫癜诊断往往已不困难。

（2）不典型皮疹：部分腹型过敏性紫癜患儿在典型皮疹出疹前，会有一些不典型皮疹症状。如特应性皮炎与过敏性紫癜具有关联性，有慢性特应性皮疹病史的患儿是过敏性紫癜易感的高危因素。部分患儿有虫咬皮炎过度反应、风团样皮疹、猩红热样皮疹、荨麻疹样皮疹等提示症状。

（3）与贫血程度不平行的面色苍白：这一体征在腹型过敏性紫癜患儿较为常见，尤其是在腹痛发作时，面色苍白显著加重是常见症状。因过敏性紫癜腹痛发作机制是血管炎导致的血管收缩与血浆外渗，胃肠道缺血性疼痛程度剧烈。因发作时伴有全身性血管收缩，故常呈现非贫血性面色苍白。腹痛发作→面色苍白加重→贫血不重是腹型过敏性紫癜出疹前协助诊断的另一个较特征性的表现。

（4）眼睑水肿及下肢或关节水肿：在过敏性紫癜典型皮疹出疹前数天，部分患儿即可出现血管神经性水肿体征。表现为非肾性、非凹陷性轻微水肿，以眼睑、下肢及踝关节的轻微结实性水肿较为常见。血浆白蛋白水平往往不低。此症状是由血管炎、血浆外渗导致的轻度血管神经性水肿，部分患儿可伴有早期的荨麻疹发作。

（5）皮肤划痕症阳性：划痕症阳性是较有诊断价值的特异性体征，此体征在腹型过敏性紫癜患儿中较常见，且划痕症可在典型皮疹出疹前很早期即可呈阳性，具有早期诊断价值。此体征提示嗜酸性粒细胞、嗜碱性粒细胞及肥大细胞已处于致敏激活状态，皮肤轻微划痕刺激即可激发这些变态反应细胞脱颗粒反应，并释放炎症递质，引起血浆外渗、血管收缩。此体征阳性提示皮肤已处于致敏激活状态，血管通透性已增高。

4. 关节症状　伴关节肿痛的发生率可高达 55%~78%，可伴肌肉疼痛，常多发，为非对称性、一过性、游走性。常累及下肢大关节，以膝关节、踝关节为主，较少累及上肢。过敏性紫癜关节炎多数为急性、一过性、非化脓性损伤，很少慢性化，也不会发生关节纤维化。疾病痊愈后无活动障碍、机化、变形等关节后遗症。

5. 紫癜性肾炎（Henoch-Schönlein purpura nephritis，HSPN）　肾脏是儿童过敏性紫癜最常见的受累器官，约 40%~60% 的患儿会出现肾脏损伤。部分研究认为紫癜性肾炎与 IgA 肾病有相同的病理机制，只是受累部位不同而已。在蛋白尿出现前很早期，很多患儿即可发现尿微量蛋白升高。24 小时尿微球蛋白测定较常规尿蛋白检测更为灵敏，该指标能在很早期即可发现肾脏损害。

6. 合并症与其他脏器受累　过敏性紫癜可累及多个系统，尽管除消化道和肾脏外的其他脏器受累概率较小，一旦出现多脏器受累，以及下述严重并发症，往往提示重症。

（1）消化系统：过敏性紫癜重症者可合并坏死性阑尾炎、肠套叠、肠穿孔、急性胰腺炎、消化道大出血。

（2）神经系统：可出现颅内血管炎，有头晕头痛、抽搐、昏迷、瘫痪及共济失调等中枢神经功能障碍。过敏性紫癜合并癫痫、颅内出血、视神经病、多神经病、吉兰-巴雷综合征、可逆性后头部病变、高血压性脑病、急性播散性脑脊髓炎等均有报道。

（3）呼吸系统：肺部并发症较为少见，主要表现为急性肺间质病变、间质性肺炎、肺及肺泡出血等，呼吸系统合并症多出现在成人，儿童较为少量。

（4）心脏受累：可出现心律失常、心肌炎、心肌坏死等症状，此类重症者预后较差。

（5）生殖系统受累：阴囊受累者可出现阴囊水肿疼痛、瘀斑。女性可合并卵巢受累。

（二）体格检查

1. 皮疹情况　典型过敏性紫癜皮疹为紫红色点疹，压之不褪色，稍高出皮面，不伴痒感。皮疹可融合呈大片瘀斑，下肢伸面及臀部受压部位多见。可伴荨麻疹样皮疹及血管神经性水肿。

2. 腹部体征　腹痛发作期，常为多部位、游走性压痛，一般无肌紧张及反跳痛。重症可全腹有柔韧感样轻度肌紧张，此时同外科情况常难以鉴别。但发作间歇期腹部体征又完全消失。发作期重症表现与间歇期症状体征显著消退形成鲜明对比，具有戏剧性特点是腹型过敏性紫癜特有的征象。

● 四、辅助检查

（一）实验室检查

1. 血管炎提示指标

（1）D-二聚体（D-dimer，D-D）显著升高：提示血管纤溶系统激活，此指标是所有研究中提示相关性最高的临床指标。过敏性紫癜患儿很多都伴有D-D显著升高，是较为特异性的临床指标。此指标在皮疹出疹前很早期即可显著升高，对于腹型过敏性紫癜患儿具有很高的早期诊断价值。

（2）纤维蛋白降解产物显著增高（fibrin degradation product,FDP）：代表纤溶系统激活,此指标与 D-D 常同时升高,也是过敏性紫癜相关度极高的早期诊断临床指标。

（3）中性粒细胞计数升高：过敏性紫癜是以白细胞碎裂性血管炎为主,血管壁炎症以中性粒细胞浸润为主,故外周血白细胞绝对值及中性粒细胞比例显著升高。非感染性白细胞的增高是过敏性紫癜较特有征象。此征象常伴反常的感染中毒症状轻微或缺如,这种白细胞显著升高与感染中毒症状轻微的"不平衡现象"在过敏性紫癜较为常见。

（4）血小板升高：血小板增高也为血管炎相关度较高的指标。很多过敏性紫癜患儿可发现白细胞、中性粒细胞、血小板三项同时增高,这对腹型过敏性紫癜患儿在出皮疹前早期诊断具有强烈提示价值。

（5）C-反应蛋白（CRP）与 PTC（降钙素）升高：尽管 CRP 与 PTC 经常被用作细菌感染提示指标。实际上血管炎时（如川崎病、过敏性紫癜等）,此两项指标也常见显著升高。CRP 与 PTC 升高是腹型过敏性紫癜 的独立危险因素,常表现为与感染时间、感染程度不相匹配的升高。因各种感染是过敏性紫癜的重要诱发因素,患儿常表现为前期急性感染因素已过,感染后出现变态反应性损伤的双相病程特征。部分患儿呈现前期感染已痊愈→诱发变态反应性血管炎→CRP、PTC 升高伴感染症状已消退的病程特征。

（6）血沉增快：也是血管炎常见升高指标。

2. 免疫相关指标

（1）IgA 升高：仅约 30% 左右患儿可出现，因过敏性紫癜是 IgA1 铰链区糖基化的异常，是 IgA 质的改变而非量的改变，故 IgA 水平的增高仅见于部分患儿。

（2）总 IgE 升高：约 30% 有升高，IgE 升高比 IgA 和补体 C3 对疾病预后预测更有价值。此类患儿往往能询问到食物过敏及呼吸道过敏的相关病史。总 IgE 显著升高的患儿，更易在致敏原反复接触的情况下，诱发过敏性紫癜复发。

（3）特异性 IgG 抗体：约 30%~50% 患儿呈多项阳性，≥2 种以上的食物或呼吸道特异性 IgG 强阳性（+++）者，具有显著的过敏性紫癜临床相关性。强阳性的指标抗原对指导临床致敏原规避有一定价值。但需避免过多的规避弱阳性指标，否则将严重影响患儿的生活自由度。

（4）IgM 升高：部分患儿可见 IgM 升高。

（5）$CD3^+$ 升高或降低（发生率 <60%），$CD4^+$ 降低（发生率 <35%）。

（6）风湿筛查：抗 O 增高者提示慢性链球菌感染可能，需与风湿免疫性疾病的病前状态相鉴别。

（7）细胞因子水平异常：IL-6 升高、IL-8 升高、IL-10 降低（保护因子）、TGF-β1 升高可见于过敏性紫癜患儿中。

（8）补体系统激活：血清补体 C3 和 C4 的水平变化，部分患儿可发现补体 C3 在血管壁的沉积。

3. 尿常规

尿微量白蛋白及尿微球蛋白升高，在很早期即可出现，远远早于尿蛋白阳性时间，能协助过敏性紫癜患儿早期发现肾脏损害。

4. 大便常规及隐血　腹型过敏性紫癜合并消化道出血时大便隐血阳性,大便中白细胞及吞噬细胞极少或无,大便培养多数无阳性发现,即无显著肠道感染证据。

(二)影像学检查

1. 超声检查(图 8-2)

(1)肠壁厚度增加最为多见:呈节段性肠壁水肿、面包圈征,可单发或多发,累及多节段,呈现不同程度、不同阶段性肠道损伤,肠蠕动功能变差。

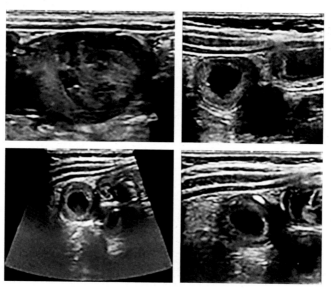

肠壁全层增厚呈面包圈征,肠壁周围血流信号增多

图 8-2　腹型过敏性紫癜的超声表现

（2）肠管血流异常：病灶处肠壁血管增多增粗，血流丰富，肠管下壁近血管部位更明显。

（3）盆腔或腹腔少量积液较为常见。

（4）肠系膜淋巴结：多有伴随肿大，肠淋巴结实质和髓质边界模糊。

（5）阑尾肿大很常见：因回盲部及阑尾区域是消化道上淋巴最富集的区域，变态反应炎症时，此区域常见受累，因而腹型过敏性紫癜很容易被误诊为急性阑尾炎，且切除后的阑尾病理检查确实有炎症。但术后患儿腹痛不缓解，或短暂稍缓解后又再发。

（6）肠套叠：过敏性紫癜可伴发肠套叠，肠套叠发生时可见套叠征象。同时，剧烈腹痛伴肠道肿胀面包圈征时，也极易被误诊为肠套叠。

2. CT 检查　①肠壁增厚肿胀伴肠系膜充血、肠管扩张及少量液平；②小肠、结肠等部位肠管壁节段性水肿、增厚，面包圈征；③肠系膜根部淋巴结常有肿大及长大；④盆腔、腹腔积液较为常见，且积液程度多为少量（图 8-3）。

3. 胃肠镜检查（图 8-4）

（1）尽早内镜检查：对于疑诊腹型过敏性紫癜的患儿，应尽早完成胃镜及肠镜检查，内镜下黏膜损害往往早于皮肤出疹，利于早期诊治。

（2）黏膜病变特点：过敏性紫癜胃肠镜下表现为弥漫性黏膜充血水肿，程度不等的紫红色黏膜疹，瘀斑、瘀点，疹间黏膜表现可正常，重症可见出血性糜烂和多发浅溃疡。黏膜病变的特点为病变弥散、表浅、多发。

（3）非酸相关性黏膜损害：因过敏性紫癜为血管炎缺血性

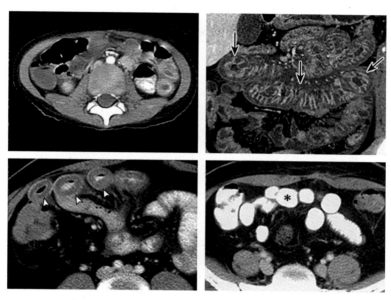

图 8-3　腹型过敏性紫癜的 CT 表现

损害,其黏膜病灶会呈现非酸相关性分布特征,如非酸侵蚀性溃疡、胃体非泌酸区损害、十二指肠降段及空肠上段受累(非胃酸侵袭区),呈现黏膜水肿、糜烂、出血渗出、弥散性浅溃疡。损害严重程度常十二指肠降部及空肠上段>十二指肠球部>胃体>胃窦。

(4)肠镜下损害:类似于胃镜所见,末段回肠较结肠更易受累。

(5)病理活检:黏膜固有层小血管扩张充血,灶性区域性出血,间质水肿,有较多淋巴细胞浸润。部分患儿可见浆细胞及嗜酸性粒细胞不同程度浸润。因内镜活检较为表浅,仅能取到黏膜浅层,很难取到血管层面,IgA 沉积较难发现,且需要专门加做免疫组化检测,无法广泛开展。

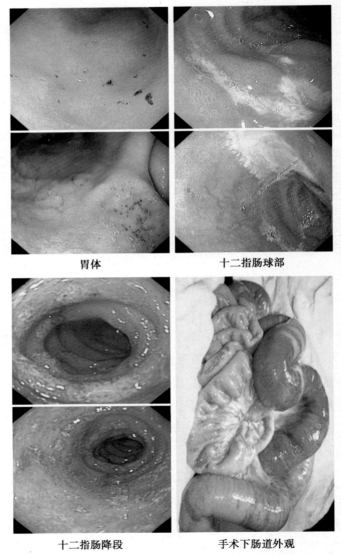

胃体	十二指肠球部
十二指肠降段	手术下肠道外观

图 8-4　腹型过敏性紫癜的胃镜下表现及外科术中外观

（三）鉴别诊断相关检查

因腹型过敏性紫癜在皮疹出疹前诊断困难,需要完善一系列相关检查排除诊断,相关鉴别诊断的检查可能涉及如下:

1. 脑电图监测　因腹型过敏性紫癜患儿的腹痛具有发作性特征,呈潮汐样涨退。完善发作期视频脑电图(表演色彩、意识、瞳孔、面色、心率、腹部体征),尤其是待发作期脑电图,同腹型癫痫相鉴别尤为重要。

2. 内镜下活检　与过敏相关性胃肠疾病鉴别,如嗜酸细胞性消化道疾病、食物蛋白诱导的消化道疾病。

3. 其他自身免疫性疾病筛查　风湿筛查,自身抗体、ANCA(抗中性粒细胞胞浆抗体)及炎症性肠病抗体等。

4. 消化道造影检查　以排除隐匿性压迫或不全梗阻,如肠系膜上动脉压迫综合征、憩室综合征等。

5. 感染因素筛查　如结核、寄生虫(IgE 增高的患儿需注意),包括过敏性紫癜用激素前的感染禁忌证筛查。

6. 肿瘤筛查　如淋巴瘤、内分泌肿瘤、细胞瘤(肠易激样症状的患儿需警惕),肿瘤标志物的筛查。

五、诊断与鉴别诊断

（一）诊断标准

1. 过敏性紫癜诊断标准的国外指南演变

（1）1990 版美国风湿协会分类标准(ACR)IgA 血管炎:

①发病年龄小于或等于 20 岁;②明显的皮肤紫癜;③缺血性肠绞痛,弥漫性腹痛,餐后加重,肠道缺血或胃肠道出血黑粪、血便,便潜血试验阳性;④病检示小动脉或小静脉的血管壁有粒细胞侵犯。以上标准满足任意 2 个及以上可诊断为 IgA 血管炎。

（2）2006 版欧洲抗风湿病联盟/欧洲儿科风湿病学会:是针对儿童血管炎(包括过敏性紫癜、川崎病、儿童结节性多动脉炎、韦格纳肉芽肿病、大动脉炎)制定的分类标准。可触性皮疹为诊断不可或缺的条件。其他条件:①弥漫性腹痛;②任何部位活组织检查示 IgA 沉积;③关节炎/关节痛;④肾损害、血尿和/或蛋白尿。符合必要条件,加上任何一条其他条件即可诊断。

（3）2010 版欧洲抗风湿病联盟/欧洲儿科风湿病学会:儿童 IgA 血管炎诊断标准:可触性紫癜或瘀点(必要条件)伴有以下任何 1 条:①腹部疼痛;②活检示 IgA 沉积;③关节炎/关节痛;④肾脏受累。

（4）CHCC 2012 教堂山血管炎共识会议:将过敏性紫癜更名为 IgA 血管炎,并将其定义为累及小血管的血管炎,有 IgA 免疫复合物的沉积,伴有皮肤、胃肠道、关节及肾脏损害。其皮肤紫癜样皮损处组织病理表现为真皮上部毛细血管和毛细血管后静脉的白细胞碎裂性血管炎改变。皮损及皮损旁的皮肤直接免疫荧光可见真皮血管壁中有 IgA、C3 和纤维素的沉积。

2. 过敏性紫癜诊断标准的国内指南

（1）2010 年我国指南中并未明确列出具体的诊断标准,主要根据儿童患者典型临床症状作出诊断,其弊端在于当出现其他少见症状时诊断较为困难,适用性差。

（2）2012年，中华医学会儿科学分会免疫学组也推出了儿童过敏性紫癜循证诊治相关建议。其诊断建议中也是将皮疹出疹作为首要诊断必备条件，因此对于尚未出皮疹的腹型过敏性紫癜患儿，难以用于早期诊断。

3. 腹型过敏性紫癜出疹前早期诊断　几乎所有国际及国内指南建议中，均将典型皮疹作为必要诊断标准，因此在腹型过敏性紫癜患儿皮肤出疹前，这些指南标准均难以适用，可操作性较差。笔者建议，临床特征性腹痛＋血管炎指标升高＋尽早内镜下寻找证据＋变态反应易感因素病史证据，是早期诊断腹型过敏性紫癜的可行途径。

（二）鉴别诊断

1. 外科急腹症　腹型过敏性紫癜因消化道症状（腹痛）可先于皮肤紫癜前1~60天出现，且发作时腹痛程度剧烈，伴随白细胞显著升高，极易误诊为外科急腹症。尤其易误诊为急性阑尾炎，而且术中也确实能见到阑尾出血糜烂性炎症。其实阑尾炎症不过是过敏性紫癜肠道弥漫性血管炎损害的一部分。因此这些患儿阑尾术后仍会腹痛。很多患儿在术中可发现肠管多节段的局限性水肿充血，肠系膜可有散在出血点。同时，重症腹型过敏性紫癜也需警惕合并肠套叠、肠梗阻、肠穿孔等外科急腹症。

2. 功能性腹痛　腹型过敏性紫癜患儿在皮肤出疹前，诊断困难。因患儿常主诉腹痛症状重，但腹部体征轻微，会被医生疑诊功能性腹痛。但功能腹痛不会伴有血管炎生化指标的异常（如D-二聚体、纤维蛋白降解产物、血沉等升高）。尽早胃肠镜检查,有助于鉴别诊断。

3. 转换障碍 因腹型过敏性紫癜患儿具有症状大于体征的特定,即腹痛严重度远大于腹部体征,发作期与间歇期具有戏剧性差异,因此很容易被医生疑诊癔症性转换障碍。且很多患儿因反复腹痛不适,也会伴有抑郁、焦虑情绪。但转换障碍患儿不会伴有实验室指标的异常。

4. 食物过敏 食物过敏的患儿也常有腹痛不适与消化道出血。婴幼儿一般较易辨识。年长儿的食物过敏有时症状隐匿,与食物接触时间相关性混杂因素多,同腹型过敏性紫癜难以鉴别。而且食物过敏本身就是腹型过敏性紫癜的常见诱发因素。因此二者常有伴发或伴同。对于疑诊腹型过敏性紫癜但一直未见皮肤出疹的患儿,需要完善食物过敏相关检测,并进行诊断性饮食规避,以观察疗效。

5. 其他变态反应疾病及自身免疫性疾病的早期病前状态 如系统性红斑狼疮、白塞病、炎症性肠病、风湿免疫性疾病等,因这些疾病进展缓慢,均属于免疫性或变态反应性疾病,在症状未完全显现的早期或病前状态,会非常类似于腹型过敏性紫癜。甚至极少数皮疹明确的过敏性紫癜确诊患儿,若干年后进展为系统性红斑狼疮或炎症性肠病。儿童过敏变态反应性疾病可以通过表 8-2 的警示症状协助诊断与鉴别。

6. 其他疾病 ①急性胰腺炎:因过敏性紫癜本身也可合并胰腺炎,脂肪酶及淀粉酶检测、影像学检查有助于鉴别诊断;②感染性疾病:尤其是结核、寄生虫感染(IgE 也会增高),需要同腹型过敏性紫癜鉴别;③肿瘤性疾病:淋巴瘤、神经内分泌肿瘤等合并的肿瘤综合征也需要同腹型过敏性紫癜鉴别。

表 8-2　儿童过敏变态反应性疾病的警示症状

疾病	常见症状	特殊症状
消化道过敏	反复或持续的痉挛性腹痛,腹泻,呕吐反流,肛周发红,便秘,拒食,便血	伴生长发育障碍
特应性皮炎	婴儿期湿疹,慢性湿疹,血管神经性水肿,皮肤划痕症,季节性皮炎,虫咬过度反应,荨麻疹,丘疹性荨麻疹,皮肤瘙痒症	膝/踝关节水肿疼痛,下肢及眼睑非凹陷性水肿
过敏性鼻结膜炎	长期阵发性打喷嚏,鼻痒,张口呼吸,流清涕,鼻咽部腺样体及扁桃体非感染性慢性增生状态	变应性敬礼征,变应性鼻部皱褶,变应性下眼睑暗影(黑眼圈)
过敏性咳嗽	反复喘息,夜间咳嗽,夜间胸闷,夜间喉鸣及痰鸣	非感染性的间歇性夜间咳嗽

六、治疗

(一) 总体原则

过敏性紫癜的总体治疗原则是针对多病因的综合性对症治疗。因过敏性紫癜是变应原诱发的变态反应性血管炎,一旦脱离变应原,多数患者是自限性病程。其对症治疗包括:①适当卧床休息,流质及少渣食物;②尽可能找出可疑变应原并脱离接触;③有现症感染的抗感染治疗,无感染迹象的应限制抗生素使用;④仅有皮肤症状的,酌情应用抗组胺药、维生素 C、钙剂等对症治疗;⑤有腹痛症状的,可联合应用解痉药物、胃黏膜保护剂等改善相关症状;⑥累及关节引起关节疼痛及肿胀时,可予以非甾体抗炎药对症治疗。

(二)抗过敏药

抗过敏药对于过敏性紫癜的疗效仍有争议。因过敏性紫癜并不是老百姓理解的单纯性过敏,而是一种变态反应性血管炎,尽管在我国抗过敏药仍较为常用,但国外研究认为抗过敏药对变态反应性血管炎疗效有限,缺乏理论支持或有待探讨。

1. 抗过敏药 在单药用药时对过敏性紫癜疗效有限。建议不同药理机制的抗过敏药联合用药,有利于提高疗效。因抗过敏药用于诊断性用药时禁忌证较少,不像皮质醇激素使用有较多顾虑与禁忌,且患儿家属接受度高,尽管疗效有限,但可稍微缓解症状,为腹型过敏性紫癜完善后续检查赢得鉴别及诊疗时间。

2. 二代 H_1 受体拮抗剂 地氯雷他定(氯雷他定体内活性代谢产物)及左西替利嗪(西替利嗪代谢活性产物)较第一代的氯雷他定和西替利嗪疗效更佳。

3. 赛庚啶 为 H_1 受体拮抗剂,兼有抗 5-羟色胺作用,有轻度抗胆碱、抗抑郁、中枢镇静、增进食欲作用。赛庚啶是功能性胃肠病一线推荐用药。对腹型过敏性紫癜与功能性腹痛鉴别困难时可以使用,具有二者皆治的作用。

4. 复方甘草酸苷 是少有的有针剂剂型的抗过敏药,其抗过敏作用通过阻碍花生四烯酸代谢启动酶及阻断前列腺素途径实现,且具有免疫调节作用及类皮质醇样抗炎作用。但需注意对于进食较差的患儿,有诱发严重低血钾的可能。

5. 孟鲁司特钠　为白三烯受体拮抗剂,能降低血管通透性,抑制嗜酸性粒细胞浸润。研究显示,孟鲁司特钠能降低过敏性紫癜复发率,但不能改变发生肾病的结局。

6. 过敏介质阻断剂　如色甘酸钠及酮替芬,能够抑制肥大细胞及嗜碱性粒细胞脱颗粒反应,进而抑制变态反应性炎症。

（三）H_2 受体拮抗剂及质子泵抑制剂

1. H_2 受体拮抗剂　H_2 受体拮抗剂为组胺同源物,可通过竞争性拮抗组胺而发挥抗过敏作用。并能与 T 细胞上的 H 受体结合,调节免疫功能。H_2 受体拮抗剂能适度抑制胃酸,减轻上消化道继发性胃酸侵蚀。儿童常用西咪替丁 20~40mg/（kg·d）。

2. 质子泵抑制剂（PPI）　研究显示,PPI 具有不依赖于抑酸机制的非特异性抗炎作用,PPI 的非特异性抗炎作用在嗜酸细胞性食管炎（EoE）及多种变态反应疾病中已有大量研究报道,这也是 PPI 被推荐为 EoE 一线用药的原因之一。因此,PPI 对过敏性紫癜的变态反应炎症可能同样有作用,但需注意的是,因过敏性紫癜为"非酸相关性"胃肠损害,而胃酸分泌是消化功能启动的先期信号,PPI 对胃酸的过度抑制,会导致对消化功能的过度打压,可能不利于胃肠黏膜修复。

（四）类固醇皮质激素治疗

1. 激素使用的争议　对于过敏性紫癜是否使用糖皮质激素仍存在争议。过去认为过敏性紫癜大多数为自限性病程,仅有对症支持治疗是必要的。研究显示,皮质醇激素对缓解关节痛和腹部疼痛有效,但对于皮肤紫癜无效,且不能预防过敏性紫癜复发。另外,激素可改善紫癜肾炎的症状,但不能预防紫癜肾炎的发生,且不能降低其发生率和严重程度。目前,大多数临床研究仍认为,过敏性紫癜需要使用激素,尤其是重症患者及肾脏受累患者,均推荐使用激素。

2. 激素使用指针 糖皮质激素已广泛用于治疗血管炎,其在过敏性紫癜中的用药指征为:①有严重消化道病变;②表现为肾病综合征者;③急进性肾炎可采用甲泼尼龙冲击治疗;④其他脏器急性血管炎重症损害者。

3. 激素使用方法

(1)冲击剂量:甲泼尼龙 15~20~30mg/(kg·d),最大剂量≤1g(成人剂量),每天 1 次,连用 3 天为 1 个疗程,最多冲击 2 个疗程。

(2)大剂量:甲泼尼龙 5~10mg/(kg·d),使用时间一般 2~8 天,减量时间以腹痛缓解为主要依据。

(3)减量方法:多数研究建议缓慢减量,每 3 天递减半量,直至维持量。

(4)维持方法:甲泼尼龙 0.8~1mg/(kg·d),无肾脏损害者用药 7~21 天,有肾损害者用药 4~8 周或更长。

(五)其他免疫抑制剂

大剂量甲基泼尼松龙冲击治疗后,激素联合细胞毒药物或免疫抑制剂维持治疗,并将激素逐渐替换为免疫抑制剂治疗,是重症紫癜肾炎的一线治疗方案。

1. 免疫抑制剂 环磷酰胺有抵抗细胞代谢、抑制炎性细胞分泌作用。硫唑嘌呤、环孢素 A、吗替麦考酚酯在重症腹型过敏性紫癜患儿中均有使用报道。

2. 秋水仙碱　常被用来治疗成人皮肤血管炎,对治疗儿童过敏性紫癜疗效尚不确定,主要是通过抑制 IgA 免疫复合物在小血管壁的沉积,减少多形核浸润和白细胞趋化来发挥作用。

3. 利妥昔单抗　CD20 的单克隆抗体,消耗 B 细胞,利妥昔单抗用于成人难治性紫癜肾炎,取得良好成效。在儿童应用尚缺乏经验与数据。对于其他免疫抑制剂无效的重症患儿,可以考虑使用。

(六) 丙种球蛋白冲击疗法

对于类固醇激素使用有禁忌或顾虑的重症患儿,在不能排除感染因素,激素及免疫抑制剂使用均有顾虑者,可以考虑大剂量丙种球蛋白冲击治疗。大剂量丙种球蛋白可抑制循环免疫复合物形成,抑制炎症反应,调节先天性免疫和适应性免疫,阻止靶细胞上 IgG-Fc 片段和 $Fc\gamma$ 受体之间的结合,可明显改善坏死性皮疹、严重胃肠道症状及脑血管炎。大剂量丙种球蛋白冲击治疗在重症腹型过敏性紫癜治疗中也显示出优越性。冲击剂量为 $1g/(kg\cdot d)$,每天 1 次,连用 2 天,或 $0.4g/(kg\cdot d)$,连用 3~5 天,总量为 $2g/kg$。

(七) 血液净化治疗

血液净化是采用体外循环的方法清除循环免疫复合物、炎症反应介质及其他有害物质。此法可降低过敏性紫癜复发率,对皮肤紫癜消退及腹痛缓解起效迅速。其方法包括血液透析

（HP）、血液灌流（HD）、血浆置换（PE）及连续肾脏替代疗法（CRRT）间歇白细胞去除法等。其中血液透析（HP）和血浆置换（PE）能有效清除循环免疫复合物、细胞因子及炎症因子等。其适应证为：①严重腹痛和/或消化道出血；②危重型HSPN；③重症皮疹伴关节肿痛或活动受限；④病情反复、频繁复发或药物治疗欠佳者；⑤激素冲击疗效不好，或有激素禁忌证者。

（八）抗凝剂

过敏性紫癜是变态反应性血管炎，常伴随高凝状态及抗凝纤溶系统障碍。抗凝药物可改善凝血状态，是过敏性紫癜重要的辅助治疗手段。同时抗凝治疗可改善肾脏血供，减轻肾损害。抗凝剂通常同激素或免疫抑制剂联用，一般不作为单独用药。包括：①阿司匹林 3~5mg/（kg·d），每天 1~2 次；②双嘧达莫 3~5mg/（kg·d），每天 1~2 次；③肝素 0.5~1mg/kg，第 1 天用 3 次，次日一天 2 次，以后每天 1 次，维持 7 天。

（九）其他辅助治疗

1. 全要素饮食　其机制类似于炎症性肠病全肠内营养诱导缓解方案。全要素饮食可以彻底剔除食物过敏的诱发因素，并将食物与肠道之间的交互免疫反应降到最低程度，且全流食对于降低消化道糜烂及食物摩擦损伤有利。全要素饮食对于重症腹型过敏性紫癜患儿是一种非常安全的治疗方式，禁忌证极少，对缓解急性期腹痛症状有一定疗效。对于消化道大出血的患儿，必要时可暂时禁食，辅以静脉营养对症支持治疗。

2. 扁桃体切除术　对于扁桃体Ⅲ度肿大、伴抗 O 升高、有慢性 A 组链球菌感染证据的患儿,考虑扁桃体的慢性炎症活跃可能是过敏性紫癜重要诱因者,可考虑扁桃体切除或部分性消融术。此法可配合用于药物疗效差的重症紫癜肾炎患儿。

3. 钙剂 10% 葡萄糖酸钙 0.5~1ml/(kg·d),有助于减轻血管通透性及脆性。

4. 解痉剂及抗胆碱药 如山莨菪碱,可减轻血管通透性,扩张血管,改善胃肠道血管痉挛引起的缺血性疼痛。一般作为剧烈腹痛时缓解症状的临时用药。对于肠鸣音极弱的患儿,需警惕有诱发麻痹性肠梗阻风险。

5. 促进胃肠黏膜修复药物 如丙氨酰谷氨酰胺,是肠道直接供能剂,能改善肠道能量供给,促进胃肠黏膜修复。B 族维生素、维生素 A、维生素 E 等也有一定的辅助黏膜修复作用。对于重度消化道黏膜糜烂的腹型过敏性紫癜患儿,此类药物能显著加快黏膜修复速度。

6. 黏膜保护剂 对于重度黏膜糜烂损伤的患儿,可作为辅助治疗。但需警惕,黏膜保护剂有加重便秘及诱发麻痹性肠梗阻风险,有排便障碍及肠麻痹的患儿需减低剂量或慎用。

7. 消化道出血的对症治疗

(1)止血药:对于消化道大出血的患儿可加用止血药对症治疗:①促纤凝、促血小板凝集药物,酚磺乙胺 20~50mg/(kg·d),分成每天 2 次用药;②抗纤溶药物,氨甲环酸 20~40mg/(kg·d),分成每天 2 次用药;③重症出血可加用生长抑素止血治疗,其方法等同于食管静脉曲张出血治疗,生长抑素剂量 3~5μg/(kg·h)维持治疗,首剂负荷量即 1 小时给药量(3~5μg/kg),待出血缓解后逐渐减量至停药。

（2）抗凝药：腹型过敏性紫癜是变态反应性血管炎，常伴D-二聚体、FDP及血小板的显著升高。在消化道出血的同时，又常有高凝倾向。对于合并高凝趋向的患儿，可止血药与抗凝药同时使用，一方面可协助消化道止血，另一方面可改善血液高凝状态。抗凝药物通常是与激素或免疫抑制剂联用，一般不作为单独用药。抗凝药物协同应用可改善凝血状态，有助于改善肾脏血供，减轻肾损害。可选择阿司匹林3~5mg/（kg·d），分每天1~2次；双嘧达莫3~5mg/（kg·d），分每天1~2次；或肝素0.5~1mg/kg，第1天用3次，次日一天2次，以后每天1次，维持7天。

（十）致敏原规避与饮食调整

1. 潜在致敏原规避　感染及潜在致敏原的反复接触，是诱导过敏性紫癜发病及复发的重要原因。对于感染诱发的过敏性紫癜，在对症治疗的同时，需要积极控制原发感染，在感染因素清除后，很多患儿的过敏性紫癜是自限性的，经过简单对症治疗即可康复。对于致敏因素诱发过敏性紫癜的患儿需要仔细询问病史，找寻可能的致敏原。对于食物过敏诱发的腹型过敏性紫癜患儿，进行诊断性饮食规避，能够迅速减轻甚至完全缓解急性期腹痛。过敏性紫癜致敏的途径不仅来源于消化道，也有可能来源于呼吸道及皮肤。完善相应的特异性抗体检测，搜索可能的致敏原，并进行诊断性规避有利于减少过敏性紫癜复发。腹型过敏性紫癜中不乏尘螨、猫毛、狗毛、鸡蛋、牛奶、小麦等过敏因素诱发的患儿，寻找潜在的致敏原，并指导规避，对于预防复发有重要意义。

2. 饮食规避与调整　对于食物过敏诱发的腹型过敏性紫癜患儿,在寻找到潜在过敏食物品种后,应针对性地规避至少半年以上。对于多种食物抗体均强阳性的重症患儿,可采用全要素饮食 1~2 个月以诱导缓解,在症状完全缓解后,再逐渐添加致敏性最低的食物品种。对于有消化道出血的患儿,需采用流食、软食或低纤维食物,避免食物消化道摩擦加重出血。

● 七、预后

过敏性紫癜作为一种自限性疾病,25% 的患儿能在 4 周内自行缓解。其远期预后主要取决于肾脏损害,胃肠道严重受累是影响肾脏的重要危险因素。特应性皮炎可能是紫癜肾炎和过敏性紫癜的高危因素,血总 IgE 升高及多项 IgG 抗体强阳性具有临床相关性。IgA 升高仅见于约 1/3 的患儿,D-二聚体升高在腹型过敏性紫癜皮肤出疹前最易检出,是早期诊断的重要参考指标。对于临床上疑诊腹型过敏性紫癜而一直未出皮疹的患儿,需警惕其他疾病的伴发病症,如某些自身免疫性疾病的早期、未全显病期或病前状态。临床上更应把具备腹型过敏性紫癜特征的疾病,看作是以 IgA 血管炎为主导因素的变态反应性胃肠疾病,其可能是有类似症状与机制的一组疾病,而非单一的孤立性 IgA 血管炎。

● 八、诊疗流程图

腹型过敏性紫癜诊疗流程,见图 8-5。

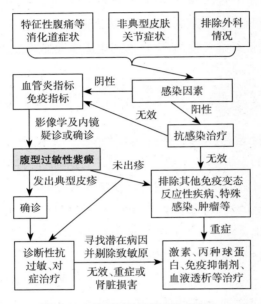

图 8-5　腹型过敏性紫癜诊疗流程

第九章

功能性便秘

● 一、概述

便秘（constipation）是儿童消化科门诊十分常见的疾病，因便秘就诊的患儿占儿童消化门诊的 10%~25%，是儿童期的多发病及常见病。儿童便秘中以功能性便秘（functional constipation，FC）最为常见，占儿童便秘的 90%。功能性便秘是儿科临床中最常见的功能性胃肠病症状之一。这与婴幼儿及儿童期饮食结构转换、食物过敏因素、胃肠功能发育不健全等因素有关。儿童便秘的全球患病率为 0.7%~29.6% 不等，占医院就诊患儿总数的 3%。

● 二、病因和发病机制

（一）生理病理机制

1. 年龄因素及好发时期

（1）胃肠道总的传输时间随着年龄的增长而延长，正常新生儿每天大便 3~5 次，小婴儿一天数次大便也属于正常现象，并非腹泻。而成人正常情况下 1~5 天才解一次大便。

（2）儿童便秘 40% 在生后第一年出现症状，部分患儿便秘症状会持续至成人期。

（3）儿童便秘最好发于以下三个阶段：①婴儿期从母乳过渡到奶粉或添加固体辅食后出现，即大便由稀转干的生理过程，此现象常被老百姓称为"婴儿期忌肚"。因饮食结构改变，流食向固体食物转换过程中，婴儿胃肠道需要一段时间的适应性发育过程,在此期间经常会出现生理性的便秘。②幼儿期开始排便训练时,幼儿开始试图控制排便行为或发现排便有疼痛感,经常会因为排便动作不协调、不会正确排便、排便训练不正确等原因,导致便秘。③幼儿园阶段及小学阶段在学校里憋便。刚上学阶段,很多幼儿因不适应学校陌生环境、学习压力、上课不敢打扰老师、紧张害怕等原因,拒绝在学校上大便,憋便后大便干结、解便困难且伴肛门疼痛,进而惧怕解便,形成恶性循环。

2. **脑-肠轴功能失调** 脑-肠轴功能失调会导致胃肠运动的异常,如脑-肠轴调控的心理行为能力异常,情绪紧张、情绪低落等均可通过脑-肠轴影响胃肠运动。

3. **盆底功能失调** 解便时一方面需要肠道的快速推进性运动,另一方面需要盆底及腹腔肌肉协同收缩,增加腹压,协助肠道推出大便。在盆底肌运动失调或矛盾运动时,盆底肌肉不能辅助肠道内容物推进,可导致便秘发生。

4. **肛门括约肌群反常收缩及矛盾运动** 排便时不光要结肠平滑肌收缩推进大便,还需要肛门口的内外括约肌同时放松,以开放肛门排出大便。这一系列的协调运动中,任何一个环节出现不协调运动或反向矛盾运动,均能导致解便困难。

5. **胃肠道起搏细胞(Cajal 间质细胞)减少或功能失调** Cajal 间质细胞是肠道运动的慢波起搏细胞,具有控制胃肠自主节律运动功能,参与胃肠道慢波电位产生和传播。其位于消化道肌层的结缔组织中,主要分布在胃肠道自主神经末梢与平滑肌细胞之间,其细胞突起与平滑肌细胞之间存在大量的缝隙连接,胞体与神经末梢紧密相连,在肠道内源性神经系统末梢发挥作用。Cajal 间质细胞受损时,神经结细胞与肌层细胞之间的信号传导慢性丧失或缺失,这会导致肠运动信号网络的断裂或消失,最终损害胃肠的正常运动功能。回盲部是结肠最重要的慢波起搏点,也是淋巴组织最富集区域,凡能引起肠淋巴组织感染性、变态反应性、免疫性炎症活跃的基础疾病,均可伴随 Cajal 间质细胞的分布和形态学异常,进而导致胃肠运动障碍性疾病。

6. 所有能引起肠道肌层继发性损伤的疾病　如自身免疫性疾病、嗜酸细胞性胃肠炎的肌型、系统性红斑狼疮、桥本甲状腺炎等。

7. 所有能导致胃肠神经节分布异常、缺失或功能异常的疾病　均可导致继发性、器质性便秘发生,如巨结肠同源性疾病、不全肠梗阻继发的肠道扩张性受损。

(二) 相关影响因素

1. 饮食因素　①过于精细少渣的饮食、缺乏食物纤维素,以及挑食等情况,均可导致胃肠运动减弱;②肠正常菌群数目减少,尤其是抗生素使用对肠道菌群的影响,会引起胃肠运动功能障碍;③部分家长渴求孩子能获得良好生长发育,过度追求高蛋白饮食,因高蛋白、低纤维饮食会抑制胃肠运动,高蛋白饮食消化时间长,胃肠通过慢,会导致便秘;④液体量摄入不足,尤其是冬季空气干燥,体表水分挥发较多,若不注意补充水分,会导致大便干结而解便困难,这也是冬季儿童便秘高发的原因之一。

2. 食物过敏因素　是儿童慢性便秘的重要诱因。婴幼儿期有牛奶蛋白等食物过敏史的患儿,后期出现顽固性便秘的风险大大增加。这与食物过敏症状的时间演变过程有关。食物过敏在婴儿期一般表现为腹泻及湿疹,随着年龄增长,变态反应性炎症逐渐由消化道黏膜层向肌层浸润进展,嗜酸性粒细胞及淋巴细胞等浸润平滑肌层,并出现神经节细胞、神经纤维、Cajal 间质细胞、平滑肌细胞等继发性损伤,进而出现胃肠运动障碍。因此很多食物过敏的婴幼儿在发育至年长后,腹泻症状会逐渐演变为便秘症状,消化道症状也逐渐向过敏性鼻炎、哮喘、咳嗽变异性哮喘等呼吸道症状演归。所以食物过敏患儿在后期有发生顽固性便秘的高风险。因便秘及过敏性鼻炎等不是食物过敏的典型症状,且患儿已年长,这导致医生及家长均易忽略可能仍潜藏的隐匿性食物过敏因素。因此,对于治疗效果不好的功能性便秘患儿,若有既往食物过敏病史提示,需要警惕食物过敏反应可能仍隐匿性潜藏,部分患儿经诊断性饮食规避后,便秘症状能得到显著改善。

3. 社会生活因素

(1)自然排便反射向意识性控便转换的障碍:婴儿期排便是由大脑条件反射控制的自然排便反射,到幼儿期需要儿童自主学习如何控制大便、如何协调腹肌与肛门肌肉运动,以辅助肠道排便。在此学习过程中,若训练不当或学习不顺,自然排便反射向意识性控便行为的转换学习过程出现障碍,会导致患儿排便困难。家庭排便训练不当是此期转换障碍的重要原因。

(2)学校生活的不适应:刚上幼儿园及刚上小学的儿童,因学校生活不适应,上课时不能随时解便,形成憋便习惯,导致慢性直肠扩张、直肠高顺应性及弹性下降,直肠感知的反馈敏感性下降,导致大便干结难解,当直肠内压力过高时,会胀满性漏便,常漏出少量稀便或数颗干便,但实际上更多的干大便仍堆积于肠腔内,这种症状叫"充盈性便失禁"。此症状在幼儿园期幼儿较为常见,家长常主述患儿污粪,实际上是便秘导致的结肠内高压力性溢粪,缓解便秘并排空肠道内淤积大便,恢复结肠弹性与敏感性才能从根本上解决遗粪问题。

（3）排便疼痛:便秘引起的肛裂、肠绞痛等,会引起患儿排便疼痛。便秘所致的排便困难和排便恐惧,将更进一步加重憋便行为,形成恶性循环。因此,便秘治疗的首要目标是达到无痛解便,让患儿对排便不再恐惧与抗拒。

（4）运动量少:体育运动过少、长期卧床等情况,会导致结肠运动减缓,进而加重便秘。

儿童便秘分类与常见原因,见表9-1。

表9-1　儿童便秘分类与常见病因

便秘分类		常见病因与病种
功能性 （占90%~95%）		饮食因素、隐匿性食物过敏因素、排便痛、粪便潴留、排便训练不当、情绪低落、运动过少、肠道动力障碍、直肠肛门矛盾运动、上学不适应
器质性	肠道疾病	机械性肠梗阻(先天性巨结肠、直肠肛门狭窄、肛门闭锁、胎粪性肠梗阻、直肠乙状结肠术后狭窄、盆腔包块)、结肠肿瘤、肠道憩室、直肠膨出、直肠脱垂、肛裂、肛周脓肿和瘘管、假性肠梗阻、食物过敏损伤
	内分泌和代谢性疾病	甲状腺功能减退、糖尿病、甲状旁腺功能亢进、多发性内分泌腺瘤、重金属中毒(铅中毒)、高钙血症、高或低镁血症、低钾血症、卟啉病、尿毒症
	神经肌肉疾病	脑性瘫痪、脊髓病变(脊膜膨出、脊髓炎、占位、损伤)、肌无力综合征、皮肌炎、硬皮病、嗜酸细胞性胃肠疾病
	药物性	钙剂、铁剂、止泻药、抗癫痫药、抗组胺药、解痉药、含铝或钙的抗酸药、非甾体抗炎药

三、临床特征

（一）临床症状

1. 排便次数减少　　年长儿童排便次数少于每周 2 次,婴幼儿排便次数少于 2~3 天每次,需要考虑便秘可能。

2. 排便困难及解便疼痛　　大便次数的减少,必须同时伴有解便困难及解便痛苦才能诊断便秘。患儿因解便痛苦、解便时肠绞痛及肛门撕裂疼痛,对排便形成恐惧心理,导致憋便行为,这将进一步加重便秘,形成恶性循环,后期可继发结肠扩张及顺应性下降。

3. 大便干结坚硬　　大便干结坚硬,婴幼儿常嵌顿于肛门口,需要润滑剂辅助或家长手抠协助才能解出。这也是患儿经常反复在同一部位发生肛裂,导致便血的重要原因。需注意的是,大便干结不是便秘诊断的必备条件,全流食的小婴儿,在便秘发生时,大便仍可能是稀糊便,但有排便延迟及解便困难。

4. 充盈性溢粪　　长期便秘可以导致慢性结肠直肠扩张,直肠高顺应性伴弹性下降,排便感觉反馈敏感性下降。当直肠内堆积大量干大便时,肠道内压力过高,会胀满性漏出少量稀水便或数颗干便,但实际上更多的干大便仍堆积于肠腔内,这种症状叫充盈性便失禁或污粪。此症状在幼儿园期儿童很常见,家长常只发现污粪情况,而未关注到患儿其实有便秘症状,导致病史提供偏移,此类患儿需要仔细询问病史,以鉴别便秘导致的充盈性溢粪和神经性便失禁。

5. 腹胀及肛门排气多　　因为大量大便堆积于肠道,肠道长期胀满扩张,很多患儿会有轻微腹胀及腹部蛙腹样外突。因大便存留时间长,部分患儿有肛门排气多、排气恶臭等症状。

6. 食欲下降 很多患儿在数天未解大便情况下,腹部胀满不适,会影响食欲,解便后食欲恢复,周而复始,可导致部分患儿生长发育偏离或一直处于生长曲线低限。

(二) 分级与分型

1. 儿童功能性便秘的分级 儿童大便的性状分类可以按照布里斯托大便分类法分为 7 级(图 9-1)。根据儿童便秘程度的轻重,分为 4 级:

(1) I级:大便干结,肛检有干粪块,每两天排便次数 <1 次。

(2) II级:每周 1~2 次排便或腹部可扪及粪块。

(3) III级:每周 1 次排便,有大粪块阻塞,X 线检查提示大的粪块阴影。

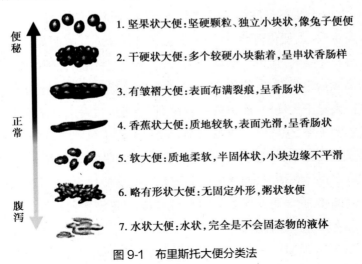

便秘 正常 腹泻

1. 坚果状大便:坚硬颗粒、独立小块状,像兔子便便
2. 干硬状大便:多个较硬小块黏着,呈串状香肠样
3. 有皱褶大便:表面布满裂痕,呈香肠状
4. 香蕉状大便:质地较软,表面光滑,呈香肠状
5. 软大便:质地柔软,半固体状,小块边缘不平滑
6. 略有形状大便:无固定外形,粥状软便
7. 水状大便:水状,完全是不会固态物的液体

图 9-1 布里斯托大便分类法

（4）Ⅳ级：每月1~2次排便，伴腹胀，X线检查提示巨直肠、乙状结肠扩张。

2. 儿童功能性便秘的分型　根据肠道动力和肛门直肠功能情况可分为以下3型：

（1）慢传输型便秘（slow transit constipation，STC）：排便次数减少，粪便干硬、排便费力，结肠通过时间延长。

（2）出口梗阻型便秘（outlet obstructive constipation，OOC）：肛门及直肠区域压力大，肛门直肠矛盾运动，导致大便在排出口受阻，排便费力、排便不尽感、排便时肛门直肠堵塞感、排便费时、需要手法辅助排便等。

（3）混合型便秘（mixed constipation，MC）：兼具上述二者特点。

（三）体格检查

慢性便秘的患儿因为长期大便淤积，会有不同程度的腹胀或蛙腹。因儿童腹壁薄，部分患儿能看见肠型，或腹壁能扪及坚硬粪块。与食物过敏因素相关的慢性便秘患儿，部分能发现慢性湿疹、虫咬皮炎过度反应及皮疹遗痕消退极其缓慢。

● 四、辅助检查

因90%的儿童便秘为功能性便秘，因此临床上及全球指南均不建议将各种检查作为功能性便秘的常规处理流程。经过详细病史询问，没有报警提示症状的便秘患儿，可先给予生活调整、家庭训练及诊断性治疗。对于常规诊断性治疗无效或反复性顽固性便秘的患儿,才进行实验室相关检查以了解肛门直肠功能,并排除其他引起便秘的器质性疾病。

(一) 实验室检查

常规实验室检查包括:血电解质(有无低钾低钙)、甲状腺功能检测(排除甲减)、生长激素及皮质醇激素水平、维生素 D 水平等。对于疑诊食物过敏相关因素的患儿,可完善食物过敏原特异性 IgE 及 IgG 检测、总 IgE 测定、乳糜泻抗体等检查。

(二) 大便检查

大便常规检查、大便培养等肠道感染的排筛性检查,能协助明确有无肠道特殊病原体感染,导致肠麻痹性动力障碍。

(三) 病理活检

对于疑诊食物过敏相关性及嗜酸细胞性胃肠炎患儿,若过敏免疫损伤累及消化道肌层,则可出现严重便秘及胃食管反流等胃肠动力障碍。此类患儿需要完善胃肠镜检查,并取活检明确胃肠道嗜酸性粒细胞浸润情况。对于疑诊巨结肠同源性疾病的患儿,甚至需要外科行肠道全壁层病理活检,以明确有无神经节细胞减少或缺失。

(四) 影像学检查

1. 腹部平片　可简单快速地明确有无粪便潴留、有无液气平等肠梗阻征象。

2. X 线钡剂结肠造影　可以明确有无梗阻性狭窄,协助了解结肠走行,有无冗长扭曲、肠旋转不良、扩张及狭窄等情况。需注意的是,钡剂灌肠有加重患儿便秘的风险,必要时可嘱托放射科用水剂的碘海醇做造影。

3. 结肠传输时间测定 此实验是口服一定数量的钡剂条或颗粒,放射科在不同时间点观察钡条滞留区域,并计算钡条排出时间与排出比率,进而明确结肠传输运动的快慢。结肠传输时间若超过 100 小时,即可诊断为慢传输型便秘。

4. X 线动态排便造影 考虑出口梗阻型便秘的,可进行 X 线排便造影检查。此检查为 X 射线下动态观察排便情况,能动态地观察发现肌肉矛盾运动,以及隐匿性的肠道运动异常节段。此检查较之静态的结肠钡灌肠造影更为准确。但因检查操作困难、儿童合作度差且有辐射影响,在儿童中难以开展。

5. 脊髓 CT 或 MRI 检查 针对有大便失禁或合并尿潴留患者,要考虑中枢神经性便秘、脊髓性疾病、隐性脊柱裂等,脊髓 MRI 及椎骨 CT 检查有助于鉴别诊断。

(五) 其他检查

1. 内镜检查 可以直接了解结肠、直肠的结构改变,并取活检了解嗜酸性粒细胞计数等。同时对于结肠极度冗长扭曲的患儿,肠镜检查时需在术中解袢、整理拉直肠管方能到达回盲部,故能暂时缓解肠管扭曲起袢状态。所以肠镜检查完成后,部分患儿的便秘症状能得到一段时间的短暂缓解。

2. B 超检查 可了解肠套叠状况、阑尾情况,并协助了解肛门括约肌及盆底肌肉的发育、分布状态,有助于判定便秘的解剖学异常。

3. 直肠肛管测压 可以了解肛门括约肌压力情况、直肠对压力感受的敏感性情况、直肠容受性与顺应性,以及排便时直肠推进情况。

4. 结肠测压 可以了解结肠容受性扩张情况及压力感受情况,并了解结肠弹性与张力状况。

5. 肌电图检查 对于怀疑肌源性疾病导致的便秘,如进行性肌营养不良等疾病,盆底肌肉肌电图可观察肛门内外括约肌和耻骨直肠肌的肌电时程及幅度情况。

五、诊断与鉴别诊断

(一)便秘诊断标准

1. 便秘的临床诊断 临床上具备以下3点即可诊断便秘:①排便次数每周少于2~3次;②粪便干结且量少;③伴有排便费力,排便时间超过30分钟。

2. 排除器质性便秘报警症状 便秘的诊断并不困难,但要定位到功能性便秘上,则需通过仔细的病史询问,明确有无器质性疾病的报警症状,以排除器质性便秘。常见的报警症状包括:①显著的生长不良与发育障碍;②有夜间痛醒症状;③合并小便排泌障碍及控制异常;④合并消化系统外其他系统的伴随症状;⑤自幼开始,发病年龄极早,新生儿期即有胎粪排出困难及延迟;⑥有显著腹胀、反复呕吐等消化道不全梗阻征象;⑦有大便带血或脓血便;⑧有肛门异常,如肛门狭小、外阴发育异常、肛门位置异常等。

（二）功能性便秘诊断标准

功能性胃肠病的罗马Ⅳ诊断标准是重要的临床参考指南，其纲领性诊断价值在于，医生仅需通过详细病史询问，在排除报警症状情况下，即可通过临床病史诊断功能性便秘，无须完成繁琐的系列实验室及影像学检查来排除器质性疾病，这大大地解除了临床医生顾虑，且临床可执行度很高。罗马Ⅳ诊断标准中，关于功能性便秘的诊断标准分为婴幼儿和青少年两个年龄阶段：

1. 新生儿/幼儿 FC 诊断标准（G7）　①每周排便次数 <2 次；②有大便潴留病史；③有排便疼痛和排便费力史；④有粪便粗大病史；⑤直肠内存在大量粪便团块；⑥在自己能控制排便后每周至少有 1 次便失禁发作；⑦粪便体积巨大，足以阻塞厕所。4 岁以下幼儿具备上述 2 条以上且持续发作 1 个月即可诊断。

2. 儿童/青少年 FC 诊断标准（H3a）　①4 岁以上儿童每周排便次数≤2 次；②每周至少有 1 次大便失禁；③有大量粪便潴留或有与粪便潴留有关姿势；④有排便疼痛或困难病史；⑤直肠内存在大粪块；⑥粪便体积巨大，足以阻塞厕所下水道。4 岁以上儿童具备上述 2 条以上，排除肠易激惹综合征，症状持续至少 1 个月且每周至少发作 1 次即可诊断。

（三）鉴别诊断

1. 食物过敏　一些原因不明的顽固性便秘年长儿，在排除肠狭窄、肠梗阻等器质性疾病基础上，需警惕食物过敏的可能。此类患儿往往年幼时有重症湿疹、牛奶蛋白过敏、多种食物过敏等病史,进入学龄前期开始合并过敏性鼻炎或哮喘,这些患儿年长后,食物过敏症状变得隐匿且不典型,肠道肌层有隐匿性、慢性变态反应损伤,继而出现顽固性便秘。故需仔细询问病史,或通过食物过敏原特异性抗体检测,协助指导饮食规避。部分患儿经特定食物规避后便秘情况会好转。部分患儿有必要完成内镜检查取黏膜活检,以同嗜酸细胞性胃肠炎相鉴别。

2. 乳糖不耐受　乳糖不耐受患儿因肠道产气多,常有腹胀,且能看得到肠型。多数乳糖不耐受患儿表现为腹泻症状,并不难鉴别。但因过量的乳糖在肠道内会被细菌分解产生甲烷气体,甲烷有肠麻痹作用,所以部分乳糖不耐受患儿会表现为相反的便秘症状,或便秘与腹泻交替发作。所以对于便秘合并肠道内气体特别多的患儿,需警惕乳糖不耐受可能,可给予诊断性规避乳糖,观察症状缓解情况。

3. 不全性肠梗阻　各种原因导致的肠道狭窄,可引起慢性便秘及腹胀。此类患儿往往存在严重腹胀、呕吐、营养不良、肠鸣异常、手术病史、自幼发病等报警症状。结肠造影检查及肠镜检查有助于协助诊断。

六、治疗

(一) 治疗原则

1. 经验性治疗在先　对于Ⅰ、Ⅱ级的轻症便秘患儿,经过仔细病史询问无报警症状者,可先给予经验性综合治疗、家庭教育及饮食生活调整,可暂缓行辅助检查,且辅助检查不是必要的。

第九章 功能性便秘

2. 有报警症状的辅以检查　对于严重的Ⅲ、Ⅳ级便秘,或临床有报警征象的患儿,则应尽早选择合适的辅助检查以排除器质性疾病。

3. 综合性治疗原则　功能性便秘应遵循综合性治疗原则,其内容包括以下几方面:①基础治疗:包括饮食调整、家庭教育、大便训练及习惯培养、心理疏导、生活方式调整等;②药物治疗:药物治疗分为三个时期,包括诱导缓解期、维持缓解期及停药随访期;③其他治疗:包括生物反馈、经皮电刺激、中医推拿、手术治疗等;④个体化治疗:针对患儿具体情况,采用个体化的针对性治疗方案。以上 4 方面的内容将在下面分别详细阐述。

(二)家庭教育

家庭教育需要针对所有患儿及家长,且是儿童功能性便秘患者教育的重要内容。家庭教育的目的是指导家长如何正确看待患儿便秘与污粪问题,不能焦躁过急,不能责备患儿,给患儿造成严重心理压力,反而会加重症状。需告知家长,儿童便秘很多是暂时性的胃肠功能发育不全,需要像教儿童如何走路一样,耐心训练其正确排便,并让患儿克服排便恐惧与排斥。并指导家长如何正确地训练患儿排便,如何正确地培养儿童形成良好的大便习惯。

(三)排便习惯训练

1. 排便训练目的　是协助患儿成功地从婴儿期"反射性排便"向长大后"意识性控便"转换;让患儿学习到正确的排便姿势、学会掌控排便肌肉协调运动,并形成良好排便习惯。

2. 排便训练开始时间　排便训练及排便习惯的培养一般在幼儿 18 个月大时开始。婴儿半岁后能独立稳坐后，即可采用大人提便的方式，开始培养定期大便习惯。

3. 恰当的体位　训练时需要保持恰当体位，可使用小马桶，马桶高度不能过高，需要双膝位置高于臀部位置，双足需着地，以使肛门处于身体低垂位置并处于松弛放松状态。此姿势有利于腹肌及盆底肌肉协助肠道向下推进，并能使肛门括约肌处于自动放松开放状态，利于大便排出。对于不能坐马桶的半岁以上婴儿，可采用大人提便的方式，使肛门处于身体低垂位置，利用重力作用协助婴儿排便。临床上很多患儿的便秘与排便姿势异常有关，如穿着尿不湿解便、站立位解便等，这些错误的体位会使肛门括约肌处于紧缩夹闭状态，盆底肌肉内收，无法协助排便。

4. 恰当的时间　安排儿童的排便训练时间，需借助胃结肠反射的"餐后早期反应"及"餐后晚期反应"。一般在餐后 30~60 分钟胃肠运动最为活跃，此时最易解出大便。每天进行 1~2 次规律的坐便训练，每次训练 5~10 分钟较为适宜，应避免排便时久蹲。

5. 注意力专注　训练时需注意力专注，大脑才会对排便有更好的敏感反射。不能玩手机、玩游戏、玩玩具等分散注意力，这会抑制大脑对肠道的排便反射，导致排便困难。

6. 家长错误的做法　排便训练时需让患儿处于心情放松状态。家长需控制焦虑和急于求成心理，不可训斥及对儿童施压。任何不恰当的训练时间及训练强度，均会加重患儿对自主排便的排斥与恐惧，反而加重便秘症状。

（四）合理调整饮食及生活

1. 饮食调整原则　总体前提是不能违反辅食添加原则。可针对每例患儿的家庭习惯制订个体化方案,进行适当的选择:①适于患儿所在年龄段的均衡饮食;②适量添加膳食纤维素;③适量的水分摄入。

2. 尽量母乳喂养　便秘婴儿应尽量保留母乳喂养,因母乳中富含乳糖,乳糖分解及酵解有利于大便频次的增多。对于人工喂养的便秘婴儿,也可以选择高乳糖含量的配方来协助缓解便秘。

3. 改变高脂高蛋白饮食结构　高脂及高蛋白饮食会延缓肠道通过时间,大便水分被结肠吸收过多,而导致大便干结。

4. 酌情饮食规避　对于既往有食物过敏史的患儿,若便秘经常规治疗顽固不缓解,需要完善食物特异性抗体等检测,以评估食物过敏反应是否仍隐匿性存在。若获得证据,可诊断性规避可疑致敏食物至少 1 个月观察症状,若症状缓解,则建议继续规避至少半年以上,以阻断消化道过敏免疫损伤。

5. 适量增加膳食纤维比例

（1）膳食纤维（dietary fiber,DF）的作用:目前尚无可靠研究证明额外增加纤维素摄入能治疗功能性便秘,但多数指南仍主张适量地摄入膳食纤维。

（2）增加粪便量:膳食纤维在肠道内不被消化吸收,可以增加大便容积量,缩短粪便的肠道通过时间,刺激肠蠕动。

（3）膳食纤维每日摄入量:一般为 0.5g/（kg·d）,或 DF=年龄 +（5~10g/d）。

（4）富含纤维素的食物包括：①麦麸；②谷类：高粱米、玉米；③蔬菜：菠菜、韭菜、胡萝卜、茄子、青椒；④水果：梨、桃、香蕉、柿子、杏及枣；⑤豆类：红小豆、芸豆及黄豆。

6. 适当增加水分摄入

（1）目前尚无可靠证据提示额外增加液体摄入能治疗功能性便秘，但多数指南仍主张适量摄入水分。

（2）适量增加水分即可，过量饮水只会增加尿量，而不会显著增加大便中的水分。

（3）饮水量可随季节、气温及运动量适度调节。冬季天气干燥及夏季汗液蒸发多，均需注意额外补充水分，水分补充以能解 4、5 级粪便为最佳。

（4）儿童每日建议饮水量根据年龄各异（表 9-2）。成人每天建议摄入 1.5~2.0L 的水。

表 9-2 不同年龄阶段儿童建议饮水量

水量/年龄	<1 岁	1~4 岁	4~7 岁	7~13 岁	>13 岁
总需水量 ml/（kg·d）（食物化生水+饮水量）	110~155	100~150	90~110	70~85	50~60
参考饮水量 ml/d	50~100	100~150	150~200	200~300	300~500
消化道排出水 ml/（kg·d）	11~15.5	10~15	9~11	7~8.5	5~6
便秘者建议额外补充饮水量 ml/（kg·d）	14	12	10	8	5

7. **适量运动** 对婴幼儿一般不强求过度运动。对于学龄期及年长儿童,每天建议 1 小时以上体育运动。需要强调的是,适量运动不是过度运动,因过度运动会增加汗液蒸发,反而使机体过多丧失水分,加重大便干结。

(五)药物治疗

药物治疗的目的是协助缓解大便嵌塞,辅助患儿达到无痛解便,缓解排便恐惧。要待药物起效并达到无痛解便后,才开始积极地进行排便训练及大便习惯的培养。

1. 用药分期

(1)缓解粪便嵌塞期:也叫诱导缓解期。聚乙二醇为一线推荐药物,其用于诱导缓解期应大剂量给药 $1~1.5g/(kg·d)$,约 1~2 周能达到诱导缓解。乳果糖作为次选推荐药,可同时配合软化剂或润滑剂使用。诱导缓解期用药需要大剂量,一般为常规剂量的 2 倍,多数患儿在 1~2 周内能达到无痛解便的目标。需要注意的是,在没有达到无痛解便之前,不要过早进行排便训练。若超过 2 周嵌塞缓解无效,则应再次寻找有无器质性因素。

(2)维持缓解期:诱导缓解期症状改善后,不能突然停药,应逐渐减量至最小有效剂量维持。聚乙二醇仍作为首选,维持用量为 $0.2~0.8g/(kg·d)$,维持治疗至少 2 个月(或 1~3 个月)。在维持缓解期需要积极地配合进行大便训练,以培养良好的排便习惯与规律。

(3)停药期:缓慢减量后停药,停药后 2 个月再评估病情有无反弹。必要时可再次重新诱导缓解治疗。

2. 用药疗程 普通便秘患儿,维持用药期的疗程可根据个人情况维持 1~3 个月不等。对于难治性便秘患儿,应通过严格合理的保守治疗至少 3 个月,累计疗程最长半年或低剂量维持 1 年以上。

3. 常用便秘药物 包括缓泻剂、促动力药、灌肠药、栓剂及益生菌等。

(1)容积性缓泻剂:此类药物属于膨松剂,可以让大便体积长大,降低大便坚硬度,使大便变得松软,利于排出,服药时需注意补充足够的水分。

1)聚乙二醇:为儿童便秘一线推荐药。其利用氢键将水分子锁住,从而软化粪便。其渗透性作用较弱,仅适量增加肠道内水分,故一般不会导致脱水及电解质丢失。聚乙二醇在肠道内不被吸收、不被细菌分解、不产气、不易产生脱水及电解质丢失,儿童安全性较好。其诱导缓解期需使用大剂量 1~1.5g/(kg·d),连用 3~6 天,维持治疗剂量 0.2~0.5~0.8g/(kg·d),晨起顿服每天一次,最长疗程可达 3 个月。聚乙二醇 3350 型适用于儿童,聚乙二醇 4000 型适用于成人。

2)麦麸(小麦纤维素颗粒):为不可溶性纤维素,安全性好。因其可被细菌分解发酵并产气,因此有使肠腔产气增加的风险。麦麸起效较慢,通常需要数周才能发挥疗效。

(2)渗透性泻药

1)聚乙二醇:既是容积性缓泻药,也是有轻度渗透作用的缓泻药,其不被肠道吸收、不被代谢,能轻度升高肠腔内渗透压,但其渗透机制较弱,一般不引起肠道盐离子丢失,不良反应少,被作为儿科一线推荐药物。

2）乳果糖：儿童使用总体安全性良好，其渗透机制较强，其导泻机制类似于乳糖不耐受机制，会在肠腔内形成高渗透压状态，水盐电解质被会拉入肠腔，过量可引起电解质紊乱，因此不建议儿童长期使用。同时，乳果糖也是益生元，可促进生理性细菌生长。乳果糖在肠腔内可被细菌分解而产气，故可出现腹胀，类似于乳糖不耐受症状。但总体而言，乳果糖对任何年龄阶段婴幼儿均具有较好安全性，在没有聚乙二醇的情况下，被作为一线推荐用药。建议从 2.5~3.0ml，每天 1 次起始，最大 10ml，每天 1 次。

（3）其他盐类泻药：其他不被吸收的糖类（如山梨醇）、盐类泻药（如硫酸镁），儿科临床均作为临时性用药，不作为长期用药选择。

（4）润滑性泻剂：如液状石蜡，因婴幼儿易吸入肺内不推荐使用，一般作为院内医护操作时临时使用。其他润滑剂包括甘油、蜂蜜、香油、菜油等，可作为大便嵌塞于肛门口时，临时的家庭救急用肛门灌肠给药。

（5）灌肠药和栓剂：作为粪便嵌塞临时使用剂，因可产生依赖性，不宜长期使用。最常用的是开塞露，市售常见 2 种：一种是（甘油/山梨醇）制剂；另一种是（甘露醇/硫酸镁）制剂，具有强烈刺激肠运动、润滑作用及渗透性导泻作用。因其对肠道刺激猛烈，一般作为缓解嵌塞的临时用药，不作为长期用药。

（6）刺激性泻药：儿童尽量避免使用，仅用于急救治疗。主要包括含蒽醌类的植物性泻药、二甲苯烷类、酚酞等。此类药物长期口服可造成电解质紊乱，并有诱发结肠黑变病的风险，儿童应尽量避免使用。

（7）益生菌：益生菌在功能性便秘中的疗效尚存在争议，但总体而言没有反指征。

1）肠道菌群紊乱可导致继发性肠神经系统受损，而加重便秘症状。但益生菌对便秘的有效性尚存争议，大样本RCT研究并未发现统计学差异，尚缺乏足够的循证医学证据支持。

2）有5项指南及共识（国外4项，国内1项）提示，应用微生态制剂治疗儿童功能性便秘的证据有限；另有2项指南/共识（国外2项）明确指出不推荐常规应用微生态制剂治疗儿童功能性便秘。

3）但多数共识仍认为可以应用微生态制剂治疗儿童功能性便秘，但未提及具体品种。但所有指南及共识总体上均明确肯定了微生态制剂的安全性。

（8）促胃肠动力药：此类药物儿童极为匮乏，多数此类药物在儿童均属于禁用、有顾虑、慎用或证据不足。故儿童几乎处于无胃肠动力药可用的状态。

1）普芦卡必利：为高亲和力的5-HT4受体（5-羟色胺4受体）激动剂，可增加乙酰胆碱释放，此药用于儿童便秘的治疗，尚缺少可靠证据证明。

2）鲁比前列酮：为肠道氯离子通道的激动剂，激活肠上皮细胞上的CIC2，从而促进肠液分泌，但目前尚没有研究证实可用于儿童。

3）利那洛肽：为肠道内鸟苷酸环化酶C激动剂，可增加排便次数，但6岁以下儿童禁用，6~17岁儿童慎用。

4）西沙比利：为5-羟色胺（5-HT）受体拮抗剂，因有心血管副作用风险，属于儿童慎用药。在其他治疗无效时可以试用,不作为儿童常规用药。

5）小剂量红霉素疗法:红霉素是胃动素受体激动剂,有促进胃动力作用,但对肠动力促进作用较弱,低剂量用药常用于新生儿喂养不耐受,低剂量为每次 5~10mg/kg,每天 2 次,疗程 7~10 天。

（六）其他辅助治疗

1. 中医推拿按摩 是国家中医药管理局农村中医适宜技术推广项目。中医治疗儿童便秘经验丰富,疗效肯定,儿童易于接受,适用于轻至重度便秘的辅助治疗。中医推拿有助于促进肠蠕动及大便推进,适用于年龄 1 个月至 5 岁的儿童。但在中医推拿之前,需要除外机械性梗阻等器质性疾病,否则有肠穿孔的风险。

2. 生物反馈治疗 生物反馈治疗又称生物回授疗法,或称自主神经学习法,是利用生理学仪器,通过人体内生理或病理信息的自身反馈,使患儿经过特殊训练后,进行有意识的"意念"排便控制和排便心理训练。使患儿充分了解、感知并掌握自身排便信号提示,加强放松训练学习,直到形成操作性、自控性的排便条件反射。此方法适用于 4 岁以上能够配合指令性操作的儿童,对盆底肌协调障碍及出口梗阻型的功能性便秘有效。疗程为每周 2 次,每次 30 分钟,持续 1 个月。同时在家配合做脱机训练,建议每 3 个月加强治疗。

3. 经皮电刺激疗法 是利用仪器发出节律性电刺激,进而刺激肠蠕动。适用于相关神经功能紊乱,尤其是肠神经系统功能紊乱的慢传输型便秘患儿。中医腹部穴位针灸刺激及中医针灸仪电刺激,也有良好刺激肠蠕动功效,此法也常常用于重症胰腺炎继发的肠麻痹治疗。

4. 粪菌移植　粪菌移植治疗功能性便秘部分文献报道有效,但总体疗效尚不确定,有待更多数据支持。因粪菌移植标涉及准化粪菌库建立、移植伦理问题、供者挑选、费用昂贵、需胃肠镜侵袭性操作等问题,不宜作为功能性便秘的普遍性常规治疗。仅适用于各种治疗均无效的顽固性便秘最后的尝试性治疗。

5. 手术治疗　儿童选择手术治疗需尤其慎重,因儿童胃肠长度及功能均未发育健全,功能性便秘可能是短暂性的发育期症状,随着胃肠功能发育健全,病症多数能消退。且儿童有生长发育需求,过早切除肠道会引起营养吸收障碍及影响生长发育。

(1)适应证:①长期顽固性便秘形成结肠、直肠解剖及功能明显异常者;②病程2年以上、结肠传输时间超过3天;③应用保守治疗效果差或无效,至少在1年以上;④患儿或其家长有强烈愿望者可考虑进行手术治疗。

(2)术前须明确病因,确定切除范围和手术方式:手术方式一般采用结肠次全切除术,保留回盲部和部分升结肠。保留回盲部可以保留结肠慢波起搏点,保留部分升结肠可使患者术后腹泻发生率明显降低。

综上,功能性便秘的规范化管理策略见图9-2。

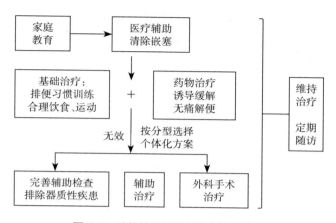

图 9-2　功能性便秘的规范化管理策略

七、预后

　　功能性便秘是儿童常见的功能性胃肠动力障碍,食物过敏患儿有发生便秘的高风险。功能性便秘需要系统化和规范化的诊疗,诱导无痛性排便、维持管理、教育与训练是治疗的关键。80% 的功能性便秘患儿在接受充分治疗及排便训练后,能在 6 个月内缓解症状。大部分研究表明,经过 1 年的强化治疗后,功能性便秘可达到 50%~60% 的治愈率。早期进行专科管理、维持治疗、加强管理随访、适时调整治疗方案,可显著降低便秘持续至成人期的发生率。

八、诊疗流程图

儿童功能性便秘诊疗流程,见图 9-3。

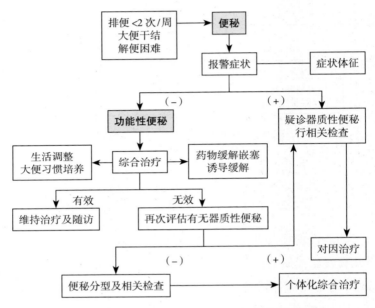

图 9-3 儿童功能性便秘诊疗流程

第十章

假性肠梗阻

● 一、概述

假性肠梗阻（intestinal pseudo-obstruction，IPO）是相对机械性肠梗阻而言，机械性肠梗阻有机械因素，由肠腔内肠壁和肠壁外机械因素引起；假性肠梗阻没有机械因素，是一类肠动力障碍综合征。由于肠道动力异常导致肠道内容物排空障碍，表现为肠梗阻症状和体征，但无机械性肠梗阻证据，无肠腔阻塞存在，故又称动力性肠梗阻。假性肠梗阻是由于神经异常、毒素刺激或肠壁平滑肌本身的病变，导致的肠壁肌肉运动功能紊乱。本病可发生于任何年龄，女性多于男性，部分患者有家族病史。食物过敏患儿因为胃肠道嗜酸性粒细胞浸润、肠壁变态反应性炎症损害、继发肠神经系统受损等因素，可导致胃肠道动力障碍，表现为不明原因的腹胀及顽固性便秘。部分食物过敏患儿因小肠绒毛炎症损伤，伴有不同程度的继发性乳糖不耐受，肠道产气多，肠道内产生的甲烷气体过多，会麻痹肠运动，进而出现腹胀、便秘、肠型等类似于假性肠梗阻或先天性巨结肠样征象。

● 二、病因和发病机制

消化道的运动功能依赖于一个高度协调的整体，主要包括平滑肌细胞、起搏点 Cajal 间质细胞、肠神经系统和外在神经系统。假性肠梗阻是由于神经异常、毒素刺激或肠平滑肌本身病变等因素，导致消化道运动功能紊乱，实际是一种动力性肠梗阻。假性肠梗阻按病程分为急性（麻痹性和痉挛性）假性肠梗阻及慢性(继发性和原发性)假性肠梗阻,原发性也叫特发性。

(一)急性假性肠梗阻病因

常为腹腔急性病变诱发的急性中毒性肠麻痹,如急腹症、急性内脏穿孔破裂、感染性休克、严重脓毒症等,积极针对原发病处理后,往往恢复较快,病情不易反复。

(二)慢性特发性(原发性)假性肠梗阻病理机制

慢性特发性假性肠梗阻大多为散发病例,病理机制尚不清楚,病因以肠道神经肌肉病变多见,主要包括肠道平滑肌变性、病理性肥大、施万细胞增殖、肠系膜嗜银神经细胞变性、神经递质异常、神经元不成熟或缺如(如先天性巨结肠)、Cajal间质细胞异常、神经节钙化等。少数慢性特发性假性肠梗阻患者肠道神经肌肉在显微结构上无明显病理改变,仅表现为消化道无效运动。自身免疫性疾病是最常见的引起慢性特发性假性肠梗阻神经肌肉改变的病因,包括食物过敏导致的变态反应性损伤也可以引起慢性特发性假性肠梗阻。根据组织病理学改变,慢性特发性假性肠梗阻可分为以下几个病理类型:

1. **肠道平滑肌病变型** 也叫肌病性假性肠梗阻(内脏肌病型),病变主要在肠壁平滑肌,可分家族性或散发性,其主要病理变化是肠壁环行肌或纵行肌的退行性变,其中以纵行肌受损更严重,有时肌肉完全萎缩,并被胶原代替。肠壁环行肌主要参与胃肠道反复研磨、往复震荡性运动,这利于食物充分消化与吸收。而肠道纵行肌主要形成推进性运动,协助食物及大便在消化道内的推进与排出。当消化道纵行肌受损时，会形成肠鸣活跃(蠕动性往复运动)，但实际上是肠推进不足的无效运动现象。

2. 内脏神经病变型　也叫神经病性假性肠梗阻(内脏神经病型)，包括肠神经系统、中枢神经系统、神经递质及受体异常的病变。其病理变化主要发生在肠壁肌间神经丛，为散发性或家族性，表现为神经元和神经元突起的退行性变及肿胀，有些病例尚有神经系统的其他部分受累。婴儿先天性发病者，表现为肠神经发育不成熟或神经节缺如，如先天性巨结肠。神经递质及受体的异常同样会导致假性肠梗阻，如乙酰胆碱受体功能缺陷性假性肠梗阻，此型无肌肉或神经的器质性异常发现，但生理试验测定有肠运动功能的异常，部分病例的发生可能与肠平滑肌的毒蕈碱乙酰胆碱受体功能缺陷有关。

3. Cajal 间质细胞病变型　Cajal 间质细胞(intestinal cell of Cajal,ICC)是胃肠道慢波的起搏细胞，并参与慢波的传播，对肠神经系统神经信息传递具有重要调控作用。慢性假性肠梗阻的肠蠕动减慢与 Cajal 间质细胞减少有关，导致肠慢波活动减少，肠动力减弱。Cajal 间质细胞缺乏或减少可以是先天发育异常，也可以是后天疾病慢性损伤，导致继发性 Cajal 间质细胞变性萎缩。炎症性肠病、自身免疫性疾病、长期便秘、食物过敏变态反应损伤等，均可导致 Cajal 间质细胞变性损伤，而继发慢性假性肠梗阻。

4. 上述各型的混合型　很多患者并非单一因素，可有两种及以上的因素参与发病。

(三) 慢性继发性假性肠梗阻病理机制

多继发于其他疾病或因滥用药物所致,其中以系统性硬化症致慢性继发性假性肠梗阻为多见,其主要病理变化为肠壁平滑肌萎缩和纤维化,并以纵行肌病变为甚。淀粉样变性者可见肠壁肌层内有大量淀粉沉积。黏液性水肿者肠壁肌层有黏液性水肿物质。糖尿病患者的肠壁肌肉和肌间神经丛常无明显改变,但仍会有动力障碍。在儿童患者,慢性隐匿性食物过敏是继发性假性肠梗阻重要的病因之一。与慢性继发性假性肠梗阻有关的疾病和药物有:

1. 食物过敏因素　婴幼儿隐匿性食物过敏可导致胃肠道慢性损伤,变态反应性炎症损伤可导致黏膜层或整个肠壁的肿胀、糜烂,形成不全性梗阻,炎症继续浸润深达肌层时,会继发肠神经节细胞受累及平滑肌纤维化,引起肌源性及神经源性胃肠动力障碍。同时,食物过敏患儿常有小肠绒毛损伤,因此常伴不同程度的乳糖不耐受,肠道产气多、大便水分多,临床常表现为腹胀、肠型显现,症状很像不全肠梗阻。尤其是新生儿期即发病的牛奶蛋白过敏患儿,会表现为严重腹胀、便血、腹泻与便秘交替,其临床表现非常像巨结肠同源性疾病或坏死性小肠结肠炎。食物过敏伴发假性肠梗阻样症状的患儿较多见,对麦胶蛋白过敏的乳糜泻患者中也有部分表现为假性肠梗阻样症状,很多患儿经饮食规避后,症状能够得到明显缓解。

2. 小肠平滑肌疾病　①胶原血管性疾病:硬皮病、进行性全身性硬化症、皮肌炎、多发性肌炎、全身性红斑狼疮;②浸润性肌肉疾病:淀粉样变;③原发性肌肉疾病:强直性肌营养不良、进行性肌营养不良;④其他:蜡样色素沉着症、非热带口炎性腹泻。

3. 内分泌疾病　①甲状腺功能减退;②糖尿病;③嗜铬细胞瘤。

4. 神经性疾病　帕金森病、家族性自主性功能失调、精神病、小肠神经节病、Hirshsprung 病。

5. 药物性原因　①毒性药物:铅中毒、蘑菇中毒;②药物副作用:吩噻嗪类、三环抗抑郁药、抗帕金森病药、神经节阻断药、可乐定及中药等。

6. 电解质紊乱　低血钾、低血钙、低血镁、尿毒症。

7. 其他　空回肠旁路、空肠憩室、脊索损伤、恶性肿瘤。

(四) 与慢性假性肠梗阻相关的基因

慢性特发性假性肠梗阻可能与染色体显性遗传有关。许多患者有家族史,且可累及胃肠道外脏器(如膀胱),故有人称之为家族性内脏肌病或遗传性空肠内脏肌病。现已发现部分基因与慢性假性肠梗阻相关,如 *ACTG2* 基因突变与巨膀胱小结肠肠蠕动不良综合征相关,*FLNA* 基因突变与 X 连锁特发性慢性假性肠梗阻相关,*SOX10* 基因突变与合并耳聋的慢性假性肠梗阻相关等。成人慢性假性肠梗阻发病可能与肠道平滑肌细胞线粒体氧化磷酸化通路相关蛋白变异有关,但在儿童慢性假性肠梗阻中尚未发现与此通路的相关性。

三、临床特征

(一) 流行病学特征

关于慢性假性肠梗阻的发病率和患病率,我国目前尚无系统资料。美国每年约有 100 例新生儿被诊断为慢性假性肠梗阻,成人发病率为 $(0.2\sim0.24)$/10 万。日本数据显示,<15 岁儿童的慢性假性肠梗阻患病率约为 0.37/10 万(无性别差异);成人慢性假性肠梗阻患病率男性约为 1.0/10 万,女性约为 0.8/10 万。本病可发生在任何年龄,女性多于男性,部分有家族史。

(二) 临床表现

假性肠梗阻不是特指某一种疾病,而是指一组由肠道神经、肌肉病变所致的以肠道动力障碍为特征的综合征。重度腹胀是假性肠梗阻患者最突出症状和就诊的主要原因。假性肠梗阻按病程分为急性和慢性两种,根据有无原发疾病,慢性假性肠梗阻又分为原发性(特发性)和继发性两类。

1. **急性假性肠梗阻**　又称 Ogilvie 综合征,1948 年 Ogilvie 首先报道了两位腹腔内转移癌患者发生的非中毒性巨结肠,而称为 Ogilvie 综合征。麻痹性肠梗阻和痉挛性肠梗阻均属于急性假性肠梗阻,具有腹痛、腹胀、恶心、呕吐、停止排气排便等急性肠梗阻的症状、体征及影像学表现,但无机械性肠梗阻证据,结肠镜检查肠腔内无器质性病变或病变不明显。儿童急性假性肠梗阻较为常见,如感染性休克后继发中毒性肠麻痹、急性重症胰腺炎继发的中毒性肠麻痹。

2. 慢性假性肠梗阻 假性肠梗阻以慢性病程较为常见,非新生儿期发病患者症状持续 6 个月以上者,称为慢性。反复肠梗阻,但无机械性肠梗阻证据是慢性假性肠梗阻的典型临床表现。根据有无原发疾病,慢性假性肠梗阻又分为原发性(特发性)和继发性两类。其中慢性特发性假性肠梗阻又称自发性肠梗阻,其发病率低、病因不明、诊断和治疗难度大,且临床诊断挑战性高。慢性假性肠梗阻也可因腹部手术、腹膜后出血、脊柱或盆腔外伤、心肌梗死或低血钾等转为急性。慢性假性肠梗阻是引起慢性肠功能衰竭的重要病因之一。

(1)常见消化道症状:主要表现为慢性或反复发作的恶心、呕吐、腹痛、腹胀,腹痛常位于上腹部或脐周,呈持续性或阵发性,常伴有不同程度的腹泻或便秘,有的腹泻和便秘交替出现。腹痛、腹胀见于约 80% 的患者;其次是恶心、呕吐,见于约 75% 的患者;约 40% 的患者出现便秘;20%~30% 的患者表现为腹泻。腹泻可能与肠道动力减弱致小肠细菌过度生长有关,慢性腹泻可引发营养不良和维生素缺乏。约 70% 的慢性假性肠梗阻患者合并食管动力障碍。

(2)消化道外症状:一些患者有吞咽困难、体温调节功能障碍、瞳孔散大等症状。部分患者同时出现膀胱输尿管扩张、排尿障碍、膀胱排空不完全、尿潴留和反复尿道感染,多见于儿童肌源性慢性假性肠梗阻患者。累及眼肌者可有眼肌麻痹、上眼睑下垂。慢性假性肠梗阻所致的身体机能下降,加上药物治疗无效带来的焦虑和恐惧,可诱发患儿抑郁及其他精神心理障碍。

（3）病理分型：慢性假性肠梗阻若能进行胃肠组织全壁层病理检查，可按病理机制分为：①肌病型（平滑肌病、内脏肌病）；②神经病变型（内脏神经、肠神经系统或中枢神经系统、神经递质及其受体病变）；③Cajal 间质细胞型（胃肠慢波起搏细胞病变）；④混合型。

（三）体格检查

体格检查有腹胀、压痛，但无肌紧张，可闻及振水音，肠鸣音减弱或消失。体重下降，营养不良常见。食物过敏相关性及嗜酸细胞相关胃肠疾病导致的假性肠梗阻患儿，可有湿疹、不典型皮疹等体征。肌病性假性肠梗阻，如进行性肌营养不良患儿，可伴有腓肠肌肥大体征。本病诊断较困难，常是在反复剖腹探查后，未发现机械性肠梗阻病因时才考虑本病。

（四）常见并发症

假性肠梗阻食管受累时可有吞咽困难，膀胱受累可有尿潴留及反复尿路感染，累及眼肌时可有眼肌麻痹、上眼睑下垂。慢性假性肠梗阻由于吸收不良，可出现贫血、低蛋白血症、巨血小板、低钙、低叶酸、铁缺乏等营养不良的表现。慢性假性肠梗阻者可有小肠吸收不良及小肠细菌过度生长情况。

四、辅助检查

假性肠梗阻辅助检查的重点是胃肠道功能动力学检查及胃肠道功能检查，包括八项主要检查：①胃运动功能测定；②肠道通过时间测定和压力测定;③直肠-肛门运动功能测定;④胃电图检查;⑤胆道运动功能检测;⑥胃充盈及排空功能检查;⑦小肠充盈及排空功能检查;⑧胃酸食管反流试验。

(一)影像学检查

1. X 线腹部平片检查　假性肠梗阻急性发作时,腹部 X 线片可见到胃、小肠和结肠均有充气扩张,并有多个液平面,可发现异常扩张管腔或憩室、肠道失蠕动或蠕动节律紊乱。内脏肌病较内脏神经病所致扩张更为严重。机械性肠梗阻的腹部平片表现为阻塞远端肠祥内无气体,近侧充气扩张肠祥的黏膜皱襞清楚,少数假性肠梗阻腹部平片可见小肠气性囊肿表现,甚至出现气腹征,此时要注意结合体征和病史全面考虑,以免误诊为肠穿孔。X 线平片常为初步检查,往往需要进一步的造影检查协助诊断。因原发性慢性假性肠梗阻的病变可累及全消化道,钡餐检查须从食管至直肠全面检查。

2. 食管造影检查　钡餐食管造影在肌病性假性肠梗阻中可见食管扩张、蠕动消失。神经病性假性肠梗阻可见到食管有局限、多发和混乱的收缩波,以及食管排空延迟,有时还出现类似于贲门失弛缓症的表现。约 1/3 患者有食管狭窄表现,此表现常提示假性肠梗阻是由进展性系统性硬化症所引起。食物过敏导致的嗜酸细胞性食管炎患儿,也会有食管狭窄、纤维化、动力障碍的不全梗阻征象。

3. 胃、十二指肠造影检查　假性肠梗阻患者一般均有胃扩张和胃排空延迟的 X 线表现,十二指肠也可伴有扩张,尤其是肌病性假性肠梗阻更常见,钡剂在十二指肠内移动极缓,甚至可潴留数天。部分患者可见空肠上段憩室。食物过敏诱发的嗜酸细胞性胃肠炎,临床上也可以表现为幽门梗阻症状,造影时可见幽门管肿胀狭小,累及肌层者可见胃动力及排空障碍。

4. 小肠造影检查　与普通 X 线检查相比,经胃管小肠低张造影有更好的鉴别诊断价值,其方法是将带有铜球的软导管经口腔插至空肠近侧后注入钡剂,进行透视或摄片。本法对小肠器质性病变的诊断率达 98%,若为假性肠梗阻,则无器质性阻塞性病变。在机械性肠梗阻时,造影剂到达梗阻近端的时间不超过 1 小时;而在慢性假性肠梗阻时,造影剂进入结肠的时间一般在 4 小时以上。内脏肌病的小肠蠕动极差,钡剂向下移动缓慢。内脏神经病可见小肠有活跃运动,但为不协调的收缩或无效收缩,钡剂虽可在正常时间内到达盲肠,但因小肠蠕动不协调,推进性运动不足,故 24 小时后仍可见钡剂在小肠内停留。

5. 结肠造影检查　内脏肌病和某些进展性系统性硬化病,结肠常有冗长、扩张,囊袋结构消失,排空不完全。家族性内脏神经病者,钡剂检查可见到结肠有广泛融合的憩室,结肠排空时间正常。

6. 放射性核素检查　用放射性核素(^{99m}Tc 或 ^{131}I)闪烁扫描技术测定胃排空、小肠和结肠转运时间,可评估消化道运动功能,客观验证消化道动力异常。采用放射性核素标记,能较准确地测定胃排空、小肠通过时间及结肠通过时间,发现胃肠运动功能紊乱与异常。此法对患者痛苦小,可反复进行,亦可用于评价假性肠梗阻药物疗效。但对于儿童患者,因有放射性,开展较少。

7. 腹部 CT 或 MRI 检查　能够协助观察消化道透壁性病变,以及消化道外腹腔脏器病变。但 CT 及 MRI 均为静态影像,无法动态观察胃肠运动情况。较之静态检查,小肠动态 MRI(cine-MR)能很好地观察小肠运动,有很高的临床价值。cine-MRI 对于显示肠腔扩张和收缩频率有优势,有助于 CT 检查结果阴性患者的诊断。

8. 消化道内镜检查　消化道内镜可直接观察食管、胃、十二指肠和结肠腔内有无占位性病变,排除机械性肠梗阻,同时还有胃肠减压作用。内镜下黏膜活检有助于排除嗜酸细胞性胃肠炎、食物蛋白诱导的胃肠炎等疾病。但假性肠梗阻常需要全壁层活检,以明确肌层及神经病变,在内镜检查过程中也可通过内镜下全层切除术获取组织标本,用于病理学检查。

(二)消化道压力测定

该方法诊断慢性假性肠梗阻的特异性并不高,但有助于了解相关病理生理学改变。消化道测压可显示食管、胃肠道功能异常。

1. 食管测压　食管测压显示其下段压力减低、蠕动消失或紊乱,而上段食管和胃可显示压力正常。

2. 小肠测压　测定小肠压力,可以较准确地区别机械性与假性小肠梗阻,并有助于区分神经源性与肌源性的慢性假性肠梗阻。测压方法是用一根长 200cm 的聚乙烯管,前端有多个侧孔,侧孔间距 10cm,在纤维小肠镜引导下置于小肠,末端连接压力转换器和记录仪,通过缓慢持续灌水(0.6ml/min)方式,测量小肠腔内不同部位的压力、收缩活动度及协调性。正常基础状态下小肠压力波型呈规则的 4 个时期:①第 1 期,静止期,此期小肠轻微或无活动;②第 2 期,间断活动期,此期可见中幅度的收缩波;③第 3 期,强烈收缩推进期,此期可见强有力的收缩波并向小肠远端传播推进;④第 4 期,回复期,在第 3 期强烈收缩后又回复至第 1 期状态。机械性肠梗阻时,表现为低幅的收缩波,试进餐后无蠕动收缩。假性小肠梗阻有两种异常压力波,肌病性者表现为低频、低幅的收缩波,试餐后出现许多低中幅波,而神经病性者则表现为多个低频、低幅收缩波,试餐后收缩波不协调或缺乏。

3. 肛门直肠测压　可协助诊断慢性假性肠梗阻相关便秘,可表现为肛门直肠推进障碍,或不协调矛盾运动。巨结肠同源性疾病者可表现为直肠节段性痉挛或高压力。

(三)实验室检查

1. 食物过敏相关检测　对于病因不明,疑诊有食物过敏因素的婴幼儿及慢性顽固性便秘腹胀的年长儿,食物过敏因素筛查是必要的检查,有时根据病史提示甚至需要完善呼吸道过敏原检测。食物抗原特异性 IgE、IgG 抗体及总 IgE 抗体检测,有助于筛查患儿可能的潜在过敏原,并指导相应的诊断性饮食规避。对于多种致敏原抗体滴度均强阳性者,可以采用全要素饮食诊断性治疗,并观察假性肠梗阻症状有无好转。

2. 其他检查　包括血常规、嗜酸性粒细胞、血电解质(钾、钙、镁等)、甲状腺功能、血清神经抗体、自身抗体、肿瘤标志物等检测，主要用于继发性假性肠梗阻的诊断。同时对患者的营养状况指标进行监测，可指导肠内营养和肠外营养治疗。

（四）肠壁全层病理检查

组织病理学检查结果是诊断大部分疾病的金标准，肠壁全层组织病理学检查有助于慢性假性肠梗阻的诊断。获取病理标本的方式包括剖腹手术、腹腔镜手术、自然腔道手术和内镜手术。但目前尚缺乏诊断慢性假性肠梗阻的特异性病理标准，因此其临床诊断较为困难。先天性病理改变包括无神经节细胞、神经节细胞减少（肠道 Smith 银染色嗜银神经元细胞减少）、神经退行性变、固有肌层结构异常和平滑肌退行性变、B 型肠神经元发育不良、神经化学物质异常、神经元不成熟及间质细胞异常等。而继发性假性肠梗阻的病理改变除神经、肌肉的退行性改变外，还包括炎症细胞造成的神经和肌肉损害，肠壁肌层病变、纤维化，炎症细胞浸润等。食物过敏相关的假性肠梗阻患儿，还可以见到嗜酸性粒细胞浸润、淋巴细胞浸润、浆细胞浸润等变态反应性炎症损伤，重症患儿也可以见到神经及肌肉退行性病变。

● 五、诊断与鉴别诊断

（一）诊断

1. 假性肠梗阻缺乏统一标准　本病诊断较困难，部分患者是在反复剖腹探查后，未发现机械性肠梗阻病因时才考虑本病。目前慢性假性肠梗阻尚缺乏统一的诊断标准和流程，诊断主要依靠病史特点、临床表现、实验室和影像学检查，属于排他性诊断。腹部 X 线等检查未发现机械性肠梗阻征象，消化道造影及测压显示食管、胃肠道运动功能异常，肠 Smith 银染色病理检查显示嗜银神经元细胞减少或缺如，可协助诊断。

2. 疑诊假性肠梗阻　肠梗阻患者有下列 1 种或几种情况者应考虑假性肠梗阻的可能：

（1）肠梗阻病症在儿童或青春期即开始出现，在肠梗阻发作的间歇期腹胀不能完全消失。

（2）家族中有类似患者。

（3）有吞咽困难或排尿无力者。

（4）恶病质。

（5）患有能引起假性肠梗阻的疾病或服用过可能引起假性肠梗阻的药物。

（6）空肠憩室病。

（7）有雷诺现象或硬皮病体征。

3. 特发性慢性假性肠梗阻诊断流程　假性肠梗阻中以特发性慢性假性肠梗阻的诊断及治疗最为困难，结合现有文献，建议其诊断流程如下：

（1）排除机械性肠梗阻的临床证据。

（2）排查是否为继发性及其他相关病因。

（3）诊断为慢性特发性假性肠梗阻。

（4）活检确定病理类型：通过肠组织全壁层活检、病理染色、免疫组化及特殊标记等，判断有无神经肌肉病变，从而确定病理类型:①肌病型(平滑肌病、内脏肌病);②神经病变型(内脏神经、肠神经系统或中枢神经系统、神经递质及其受体型病变);③Cajal间质细胞型(胃肠慢波起搏细胞);④混合型。

(二)鉴别诊断

1. 可引起机械性肠梗阻的疾病　如肠套叠、肠扭转、消化道肿瘤梗阻等,X线、腹部CT和消化道内镜检查可帮助排查相关病因。

2. 可引起急性胃肠道动力障碍的疾病　如重症胰腺炎、脓毒血症感染性休克、急性重症肠道内感染、阑尾炎穿孔继发脓毒性腹膜炎等,均可导致急性麻痹性肠梗阻。

3. 可引起慢性继发性假性肠梗阻的常见病因　①结缔组织病(系统性红斑狼疮、硬皮病、皮肌炎等);②内分泌疾病(糖尿病、甲状腺功能减退);③神经系统疾病(帕金森病、小肠神经节病、吉兰-巴雷综合征等);④中毒(铅中毒、真菌中毒等);⑤药物因素(三环类抗抑郁药、神经节阻断药等);⑥肿瘤(副肿瘤综合征);⑦感染(EB病毒、巨细胞病毒等);⑧电解质紊乱(低钾、低钙、低镁等);⑨代谢内环境紊乱(高乳酸血症、遗传代谢性疾病等)。

4. 机械性肠梗阻　具有肠梗阻的典型临床表现,早期腹胀可不显著,X线检查可见胀气限于梗阻以上的部分肠管,即使晚期并发肠绞窄和肠麻痹,梗阻下段结肠也不会全部胀气。

5. 急性麻痹性肠梗阻　无阵发性绞痛,肠蠕动减弱或消失,腹胀显著,而且多继发于腹腔内严重感染、腹膜后出血、腹部大手术后等,不伴有吞咽困难和尿潴留等。X线检查可显示小肠、结肠全部充气扩张。

● 六、治疗

假性肠梗阻诊断的同时,应积极寻找可能的病因及继发因素,针对原发病的治疗才是根本性治疗。慢性假性肠梗阻患者病情复杂、治疗棘手,需要消化内科、外科、营养科、心理科等多学科协作,以帮助患者缓解症状、改善预后。本病目前尚无特效治疗,可对症治疗以降低小肠扩张,使用抗生素,恢复胃肠正常蠕动功能和全胃肠外营养等综合治疗。针对病因不明的慢性特发性假性肠梗阻,其治疗原则为避免不必要的外科手术,以非手术治疗为主。

(一)非手术治疗

1. **饮食疗法**　因患者症状和体征与小肠扩张程度相关,而小肠扩张程度与摄入食物容量和类型有关。假性肠梗阻一般要求低脂肪、低乳糖、低纤维素、低致敏性饮食。通常以流食及软食为主,因坚硬的固体食物在胃肠道的通过性差,需严格限制摄入。

(1)低脂饮食:成人每天提供脂肪不超过40g,且最好为长链脂肪。因吸收不良的脂肪可被小肠内细菌分解为脂肪酸,脂肪酸刺激小肠液大量分泌,使小肠扩张。

(2)低乳糖饮食:乳糖不超过0.5g/100cal。因本病常伴不同程度小肠黏膜损伤,使乳糖分解代谢受损,高乳糖饮食会使肠腔产气和水电解质渗透入肠腔,肠道内水分增多,加重小肠扩张。尤其是食物过敏相关因素导致的继发性乳糖不耐受,肠道内产气多,导致明显腹胀。此类患儿降低摄入乳糖比例,或添加乳糖酶制剂治疗,会有一定效果。

(3)低纤维素饮食:纤维不超过 1.5g/100cal。因肠蠕动紊乱,肠袢内长期食物积聚,纤维素多的食物可形成粪石,在假性肠梗阻基础上诱发机械性肠梗阻。

(4)全要素或半要素饮食:全要素饮食或半要素饮食即氨基酸配方及深度水解配方。对于疑诊多种食物过敏、综合过敏因素(如呼吸道、消化道联合过敏)、免疫性因素(如炎症性肠病、免疫性肠炎)的患儿,可以诊断性采用要素或半要素饮食独立喂养。要素及半要素饮食因其食物抗原致敏性低或无致敏性,且不含乳糖,可最大程度降低食物与肠道之间的交互免疫反应,并彻底规避乳糖不耐受因素。很多假性肠梗阻患儿经要素饮食治疗 1~2 个月后,病情能得到显著缓解,消化道得以休养生息。此后再引入低纤维软食,部分患儿能得到病情彻底缓解。

2. 胃肠减压 假性肠梗阻急性发作时应禁食,持续胃肠减压,可缓解腹胀,促进消化道协调运动,以及恢复消化道正常功能。鼻胃管、鼻肠管、肛管排气及结肠镜减压均可起作用,经鼻腔肠管减压更为有效。经皮内镜下胃空肠吻合术可将减压管经造瘘口送至肠腔,并发症少、耐受性好,并可为肠内营养提供通道。

3. 营养支持 营养支持是治疗的基石,约 2/3 的慢性假性肠梗阻患者合并营养不良或某种营养素缺乏。肠内营养是慢性假性肠梗阻首选的营养途径,如不能耐受,才考虑全肠外营养支持。必要时补充维生素 B_{12}、叶酸、维生素 D、维生素 K 等各类维生素,钙、铁、锌等各类微量元素等营养素也需注意补充。积极维持水盐电解质平衡,尽量提高生活质量。

4. 恢复消化道运动功能　目的在于刺激小肠收缩,恢复正常小肠蠕动,但目前曾试用过的多种药物,均不能显著改善症状。常用药物包括甲氧氯普胺、红霉素、多潘立酮、西沙必利、莫沙必利、普芦卡必利、伊托必利等。

（1）甲氧氯普胺:为多巴胺 D_2 受体拮抗剂,还具有 5-羟色胺 4(5-HT4)受体激动效应,同时作用于延髓催吐化学感受区中多巴胺受体而提高化学感受区阈值,具有较强的中枢性镇吐作用。因有导致锥体外系症状的副作用,儿童目前已比较少使用。

（2）多潘立酮:是外周多巴胺受体拮抗剂,仅作用于外周多巴胺受体,促进乙酰胆碱释放。可促进固体和液体胃排空,抑制胃容纳性舒张,协调胃窦及十二指肠运动,松弛幽门。成人每天 3 次,每次 10mg,每天不超过 30mg。儿童用量为 0.3mg/kg,每天 3~4 次。1 岁以下小儿由于代谢和血脑脊液屏障功能发育尚不健全,使用本药时不能完全排除发生中枢神经系统不良反应的可能性,需慎用。由于肝肠首关代谢效应,多潘立酮口服的生物利用度较低,治疗效果不理想。

（3）莫沙必利:是高选择性的 $5\text{-}HT_4$ 受体激动剂,可促进乙酰胆碱的释放,从而增强上消化道(胃和小肠)运动,可增加胃窦收缩,改善胃窦、十二指肠协调运动,加速胃排空。分布在胃肠、肝肾局部的药物浓度最高,血浆次之,脑内几乎没有分布。但目前儿童使用本品的安全性尚未确定。

（4）西沙比利:是非胆碱能刺激剂,选择性作用于胃肠道,使肌间神经丛释放乙酰胆碱,从而增加肌肉的收缩活动,是儿科治疗慢性假性肠梗阻中唯一相对比较有效的药物。但由于其肠外副作用（Q-T 间期延迟、心律失常）风险,目前国内儿科应用受限,建议新生儿及小婴儿慎用。成人每天总量 15~30mg,分 2~3 次给药,每次 5mg（剂量可以加倍）。体重为 25~50kg 的儿童,其最大剂量为 5mg,每天 4 次,每天剂量不应超过 0.8mg/kg。体重在 25kg 以下的儿童:每次 0.2mg/kg,每天 3~4 次,每天剂量不应超过 0.8mg/kg。

（5）红霉素:是儿科常用的促肠动力药,能特异性地激动近端胃肠道胃动素受体,进而促进胃窦收缩及胃排空,但是仅在少数病例中有效,且易出现快速耐药。红霉素通过激动平滑肌上胃动素受体而发挥促动力作用,胃动素受体存在于胃十二指肠,不存在于结肠。因此,红霉素仅选择性作用于上消化道,对食管和下消化道无促动力作用。应用红霉素比常规偏小的剂量时,可以取得较好的促胃肠动力作用,小剂量红霉素剂量为 3~5~10mg/（kg·d）,分 3 次用药,常规抗感染剂量为 20~30mg/（kg·d）。

（6）轮替疗法:长期使用单一药物（尤其是红霉素）会出现耐药性,轮替疗法可能会增加疗效。具体方法:连续使用一种药物 3 周后停药 1 周,如此循环,4 周为一轮回。

（7）其他:其他药物如新斯的明、奥曲肽等整体效果均不理想。针灸、肉毒杆菌毒素注射的疗效尚需更多证据证实。国外应用肠电起搏器开展胃肠道运动起搏治疗值得关注。

5. 腹痛对症治疗 可使用非甾体抗炎药、三环类抗抑郁药（小剂量）、5-羟色胺再摄取抑制剂（盐酸舍曲林等）、γ-氨基丁酸（GABA）类似物（苯二氮䓬类、苯巴比妥、托吡酯等）。如疼痛剧烈，可间断使用阿片类镇痛药。有报道阿片受体部分激动剂丁丙诺啡透皮贴剂可缓解儿童慢性假性肠梗阻的腹痛。腹腔神经干阻滞疗法可用于慢性假性肠梗阻重度腹痛患者。激素类或其他免疫抑制药物则适用于确诊为炎症性神经炎所致的假性肠梗阻。

6. 防治感染 抑制肠道细菌过度生长对于儿科假性肠梗阻防治非常重要，推荐使用周期循环抗生素疗法来对其进行治疗或预防。小肠内细菌过度繁殖可引起脂肪吸收不良，发生脂肪泻，用抗生素治疗可减轻症状，抗生素的选择最好是根据小肠液培养的结果而定。常用的抗菌药物有阿莫西林、甲硝唑、三代头孢、利福昔明等。其中利福昔明全身不良反应少，具有优势，是多个指南推荐的用于小肠细菌过度增殖的一线用药。同时，临床使用抗菌药物需权衡利弊，因治疗感染相关腹泻后，有可能会诱发便秘，进而加重慢性假性肠梗阻。

7. 全胃肠外营养 本病有不同程度的吸收障碍、营养不良，且饮食和药物治疗效果不佳，外科手术也只对一部分患者有效。因此大部分患者需要全胃肠外营养治疗，尤其是重症患者，长期全胃肠外营养治疗是维持生命的唯一方法，尤其是家用肠道外营养（home parnteral nutrition，HPN）是保证营养供给的重要干预方式。然而全胃肠外营养费用大，并发症多,与全胃肠外营养有关的并发症是慢性假性肠梗阻患者的主要死亡原因。

(二) 手术治疗

1. 手术目的　肠切除术很难使慢性假性肠梗阻患者获益,甚至可能发生术后肠梗阻。慢性假性肠梗阻患儿的手术目的主要是减少全肠外营养相关并发症,尤其是肝功能损害。

2. 剖腹探查指征　存在以下情况的患者可行剖腹探查术:①内科治疗无效;②假性肠梗阻与机械性肠梗阻无法鉴别;③确诊慢性假性肠梗阻的患者肠管极度扩张,有穿孔风险者。术中若未发现机械性肠梗阻原因,应进行病变肠段全层切除,行肠壁全层病理检查以明确病因。

3. 手术方式　视具体情况而定,应尽量避免切除全部小肠。如食管狭窄症状为主时,可行食管球囊扩张术;以胃、十二指肠动力障碍为主,可行迷走神经切断、胃窦切除、胃空肠Roux-en-Y吻合术、幽门成形术或胃空肠吻合术;若十二指肠扩张为主,可行小肠悬吊式造瘘减压术;以小肠受累为主,可切除扩张的无功能肠段,行短路手术。

4. 小肠移植　小肠移植是治疗复杂性慢性假性肠梗阻的良好选择,为罹患全肠外营养严重并发症的慢性假性肠梗阻患者带来了希望,适用于严重全肠外营养并发症,经内外科治疗无效的复杂性慢性假性肠梗阻病例。全肠外营养相关肝衰竭是小肠移植的绝对适应证。全肠外营养导管相关并发症和短肠综合征可作为小肠移植的相对适应证。根据胃肠功能受损程度和受累部位,考虑小肠移植或多个消化道器官联合移植。

5. 手术预后　局限于结肠的病变,手术预后优于弥漫性肠道病变者。慢性特发性假性肠梗阻的预后优于慢性继发性假性肠梗阻。

● 七、预后

1. 急性假性肠梗阻　预后较好,随着原发病治愈、积极治疗,能很快治愈。但须强调早发现、早治疗,处理不及时可引发穿孔。

2. 慢性假性肠梗阻　由于诊断困难、缺乏规范治疗方案和特效药物,慢性假性肠梗阻总体预后较差。约 60% 的慢性假性肠梗阻患儿需依赖肠外营养(部分或全部),约 75% 的成年患者需长期肠外营养维持。慢性假性肠梗阻患者的重复手术率及病死率均相当高。儿童慢性假性肠梗阻患者预后更差,约 15% 最终出现肠功能衰竭,病死率高达 39.6%。真菌感染与慢性假性肠梗阻患儿的死亡显著相关。

八、诊疗流程图

假性肠梗阻诊疗流程,见图 10-1。

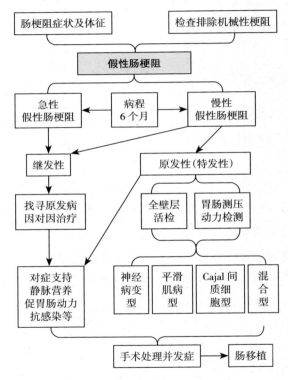

图 10-1　假性肠梗阻诊疗流程

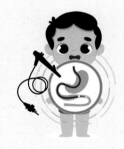

儿童食物过敏　　　　　相关性胃肠疾病